# Pavillon Jaune

## Histoire de la Quarantaine
## de la Peste à Ebola

## Acteurs de la Science

*Fondée par Richard Moreau,*
*professeur honoraire à l'Université de Paris XII*
*Dirigée par Claude Brezinski et Roger Teyssou*

La collection Acteurs de la Science est consacrée à des études sur les acteurs de l'épopée scientifique moderne ; à des inédits et à des réimpressions de mémoires scientifiques anciens ; à des textes consacrés en leur temps à de grands savants par leurs pairs ; à des évaluations sur les découvertes les plus marquantes et la pratique de la Science.

## Dernières parutions

François DEMARD, Pierre MANDRILLON, *Dans l'oeil du cyclotron*, 2016.
Gilles GROS, *Pierre Fauchard, ce génie de l'épistémologie en art dentaire*, 2016.
Robert LOCQUENEUX, *L'électricité au Siècle des lumières. Nollet, Franklin & les autres*, 2016.
Jean PERDIJON, *Les physiciens sont-ils des intellectuels ? Petit traité (illustré) de culture physique*, 2016.
Francis WEILL, *Folie du monde et vertige des religions : mémoires d'un vieux médecin*, 2016.
Jean Dominique BOURZAT, *Une dynastie de serruriers à la cour de Versailles. Les Gamain*, 2016.
François TRON, *Maladies auto-immunes. Quand notre système de défense nous trahit*, 2015
Roger TEYSSOU, *Orfila. Le doyen magnifique et les grands procès criminels au XIXè siècle. El decano magnifico*, 2015
Gilles GROS, *Histoire et épistémologie de l'anatomie et de la physiologie en art dentaire, de l'Antiquité à la fin du XX^e^ siècle*, 2015
Simon BERENHOLC, *L'Homme social, à son corps dépendant. Analogies comportementales entre les cellules biologiques et les sociétés humaines*, 2015.
Robert LOCQUENEUX, *Baromètres, machines pneumatiques & thermomètres, Chez & autour de Pascal, d'Amontons & de Réaumur*, 2015.
Pierre de FELICE, *Mille ans d'astronomie et de géophysique. D'Aristote au Haut Moyen Age*, 2014.
Charles BLONDEL, *La psychanalyse*, 2014.

Sofiane BOUHDIBA

# Pavillon Jaune

## Histoire de la Quarantaine de la Peste à Ebola

L'Harmattan

## Du même auteur

*La mortalité urbaine en Tunisie,* Centre de Publication Universitaire, Tunis, 2012

*Médecin du bled. Sur les pas du médecin de colonie dans le Protectorat tunisien (1881-1956),* L'Harmattan, Paris, 2013

*Gorée, porte sans retour. La mortalité des captifs à bord des navires négriers*, L'Harmattan, Paris, 2014

*L'ennemi invisible. Histoire de la mortalité des soldats sur le champ de bataille,* Pierre de Taillac, Paris, 2015


**5-7, rue de l'École-Polytechnique, 75005 Paris**
www. harmattan.com
diffusion.harmattan@wanadoo.fr
ISBN : 978-2-343-09357-4
EAN : 9782343093574

*« C'est dans vos quarantaines*
*qu'on meurt comme des mouches ! »*

*Jean Giono,*
*Le hussard sur le toit, 1951*

SOMMAIRE

# Avant-propos

Chaque année, des dizaines de millions de personnes, par curiosité touristique ou obligation professionnelles, franchissent des frontières aéroportuaires, en protestant contre les courtes formalités imposées par les autorités : enlever ses chaussures, déposer son bagage à main sur le tapis du scanner, remplir un formulaire, se faire prendre la température,... Pourtant, rares parmi ces voyageurs sont ceux qui soupçonnent seulement les lourdes contraintes administratives, voir la longue réclusion forcée que le voyageur devait subir, il y a un siècle à peine, en rentrant d'Orient ou d'Afrique.

La raison de ces obstacles n'était ni politique, ni militaire, ni économique, mais exclusivement sanitaire : il s'agissait d'empêcher, à tout prix, l'entrée de la peste, du choléra, de la fièvre jaune, en Europe[1]. C'est lors d'un tel passage de frontière, particulièrement éprouvant, au fond de l'Afrique Centrale, que m'est un jour venue l'idée d'écrire ce livre, l'objet étant de remonter aux origines de ces pratiques sanitaires coercitives, pas encore tout à fait abandonnées.

Mais que signifie ce « Pavillon Jaune », qui a fourni titre, couverture et couleur au présent ouvrage ? Rappelons d'abord que le pavillon est une pièce d'étoffe de forme carrée ou rectangulaire, que l'on hisse sur l'un des mâts ou à l'arrière d'un navire, pour indiquer la nationalité, l'appartenance à une compagnie commerciale ou la présence d'une autorité à bord.

Le pavillon sert également, en marine, à transmettre un message. Le pavillon jaune fait ainsi partie des pavillons de transmission, dit flottants, qui servent à transmettre des messages, par exemple une situation particulière à bord. Il faut donc distinguer le pavillon du drapeau : ce dernier est fixé à une hampe, alors que le pavillon est « frappé » à un cordage (la drisse).

---

[1] Musée d'Histoire de Marseille, *Vivre en quarantaine dans les ports de Marseille aux XVII^ème et XVIII^ème siècles*, Marseille, Musée d'Histoire de Marseille, 1987

Contrairement à ce que l'on croit, le pavillon jaune, qui représente la lettre Q dans l'alphabet international des pavillons maritimes, n'est apparu que tardivement dans le code visuel international de la marine, et en tous les cas plusieurs siècles après l'institution des premières quarantaines au XIV^ème^ siècle.

En effet, ce n'est qu'au début du XVIII^ème^ siècle que les pavillons commencent à être utilisés par les marines, pour signaler la présence - ou l'absence - de maladie contagieuse à bord des navires. La première mention que nous avons trouvée des pavillons, date de 1710 : Henningen écrit alors : « On trouve dans les sources danoises des indications selon lesquelles, lors de la grande peste de 1710 à 1711, les navires se trouvant en quarantaine devaient arborer un pavillon blanc[2] ». L'auteur signale plus tard que le bâtiment suédois *Prins Carl*, stationné à Cadix et en route pour les Indes orientales en 1751, avait hissé le même pavillon blanc au beaupré pour indiquer qu'il était en quarantaine.

Des sources contradictoires laissent toutefois à penser que le pavillon blanc était hissé, au contraire, pour signaler l'absence de toute maladie contagieuse à bord : en 1799, le navire suédois *Kongen af Danmark*, arborait ce drapeau pour indiquer aux autorités du port du Cap que la situation sanitaire à bord était bonne, avant son départ pour la Chine. En 1846, la corvette danoise *Galathée*, en rade à Hawaii, arborait le même pavillon blanc pour signaler l'absence de toute maladie contagieuse à bord[3].

Vers la fin du XVIII^ème^ siècle, le pavillon de quarantaine est finalement adopté par la toute-puissante Royal Navy. Ainsi, à compter du 1^er^ janvier 1789, tout navire en quarantaine au large des côtes britanniques doit hisser à la pointe de son grand mât un grand pavillon jaune. Une ordonnance britannique datant de 1799 précise que le pavillon jaune doit faire « six breadths of bunting », c'est-à-dire six fois la taille d'un pavillon ordinaire.

---

2 Voir Dulou (B.), *« Petite histoire du pavillon de quarantaine »*, in *Bulletin de l'Association Bateaux en Bouteille*, 2006, n° 106

3 Goethe (H.) et Schadewalt (H.), « Von 600 jahren : quaranta dies. Zur geschichte der quarantaine Flagge », 1997, CRSSA/DOC n° 109, Centre de Recherche du Service de Santé des Armées

Etant donnée la nature du message transmis, la visibilité revêt une importance capitale.

Une autre ordonnance du 6 avril 1805 précise que le mouillage de quarantaine doit être délimité par des bouées jaunes surmontées d'un drapeau de la même couleur[4]. Une ordonnance du 8 octobre 1806 porte la taille du pavillon à huit fois celui d'un drapeau habituel, et évoque pour la première fois un mélange des deux couleurs, jaune et noir : « Eight breadths of bunting yellow and black flag ».

Au début du XIX$^{ème}$ siècle, la Royal Navy étant la marine la plus puissante du monde, les décisions qu'elle prend sont immédiatement suivies par les autres puissances maritimes. C'est ainsi qu'en France, une ordonnance de 1822 impose à tout navire « une flamme[5] de couleur jaune afin de faire connaître son état de suspicion et empêcher toute approche ».

L'Allemagne finit par adopter ce signal en 1825, lorsque le pavillon de quarantaine - vert d'abord, avant de devenir jaune - flotte pour la première fois au port de Hambourg. Une ordonnance de 1856 énonce ainsi que : « Tous les navires soumis à une visite de quarantaine peuvent remonter l'Elbe et y mouiller sous pavillon de quarantaine. Celui-ci est constitué par un pavillon vert de deux aunes au carré[6], hissé au mât de misaine[7]. Les navires ne disposant pas de ce pavillon, doivent arborer un pavillon jaune ou le pavillon national »[8]. Le Danemark adoptera lui aussi le pavillon jaune en 1887, avant qu'il soit adopté par toutes les marines du monde.

Les damiers noirs apparaitront sur le pavillon jaune dans les années 1830. C'est en 1832 que le *Nautical Magazine* publie un décret faisant obligation pour les navires en quarantaine au large d'une côte britannique, de hisser à la pointe du grand mât, un pavillon jaune et noir par quartiers alternés, et mesurant huit

---

[4] *London Gazette*, 6 avril 1805

[5] Pavillon long, étroit, de forme triangulaire

[6] Unité de mesure de longueur ancienne, équivalent à 4 pieds, soit environ 1m20 cm

[7] Mât placé à l'avant du voilier

[8] Goethe (H.) et Schadewalt (H.), « Von 600 jahren : quaranta dies. Zur geschichte der quarantaine Flagge », 1997, CRSSA/DOC n° 109, Centre de Recherche du Service de Santé des Armées

fois la taille d'un drapeau ordinaire. C'est la configuration du pavillon jaune figurant en couverture de l'ouvrage. Le même décret précise que, pour les navires dépourvus de certificat de santé, le capitaine doit arborer un pavillon jaune, contenant un rond en son centre. Ce pavillon, faisant état d'une situation moins désespérée, doit faire seulement deux fois la taille d'un drapeau ordinaire. La nuit, le drapeau jaune doit être remplacé par un feu pour une meilleure visibilité. Une amende de 200 Livres frappe tout capitaine qui n'obéit pas à ses règles.

La couleur jaune proviendrait, selon Fergusson, du fait que le jaune était considéré, depuis le Moyen âge, comme la couleur de la lumière de l'enfer, et symbolisait donc la trahison, la jalousie, la fausseté. C'était d'ailleurs la couleur des hérétiques et des pestiférés[9] au Moyen âge. Plus simplement, on pourrait retenir l'hypothèse que le jaune est une couleur particulièrement visible en mer, même par mauvais temps.

Aujourd'hui, la quarantaine ne fait plus l'objet d'un signal particulier chez les marins. Toutefois, trois pavillons jaunes coexistent dans le code international des signaux maritimes : le pavillon L (Lima), à damier jaune et noir, qui signifie « Stoppez votre navire immédiatement », le pavillon I (India) jaune avec un rond noir au centre, qui indique « Restez à l'écart », et le pavillon Q (Québec), signifiant « Mon navire est indemne et je demande la libre pratique[10] ».

Ainsi, sous le double effet du recul des épidémies et du développement des technologies de la communication, le pavillon jaune de la quarantaine, tombé ne désuétude, n'existe plus. Il n'en reste pas moins auréolé d'un grand mystère. Peut-être le lecteur en saura-t-il un peu plus sur ce pavillon mythique à la lecture de ces quelques lignes ?

Tunis, le 11 mars 2016

Pr. Sofiane Bouhdiba

---

9 On habillait les pestiférés de jaune, et on signalait leurs maisons avec de grandes croix jaunes

10 Service hydrographique et océanographique de la marine, *Code international de signaux 1965*, Edition française révisée, Paris, 1996

# Propos Introductif

A l'heure où des centaines de milliers de personnes meurent sur les routes, où le stress tue des générations de travailleurs, et que toute vie risque de cesser sur la planète suite à un accident nucléaire, n'est-il point désuet de consacrer un livre à une pratique sanitaire du passé, destinée à l'origine à se protéger contre une maladie aujourd'hui disparue ?

Pourtant, la conjoncture sanitaire internationale nous rappelle régulièrement que la mortalité infectieuse n'a pas complètement disparu, même dans les sociétés les plus développées. La réapparition soudaine d'une maladie du passé reste toujours possible : la recrudescence de la tuberculose et de ses nouvelles formes pharmaco-résistantes depuis 1985, le désastre humain qui a eu lieu en 1995 dans la ville zaïroise de Kikwit, dont la population a été entièrement décimée par le virus d'Ebola, le sida, la maladie de Kreutzfield-Jacob[11], puis le vent de panique levé sur la planète entière à la suite de l'épidémie de SARS[12] qui a secoué l'Asie du Sud Est, ou encore la fièvre de Marburg qui avait littéralement isolé l'Angola du reste du monde, autant d'évènements qui reflètent bien la peur ancestrale de l'Homme désarmé face au péril infectieux.

L'épidémie de choléra qui ravageait encore Harare à la fin de l'année 2008 nous rappelle que cette terrible maladie fait encore partie de la pathocénose[13] de l'humanité. Et aujourd'hui encore, des maladies émergentes aux noms exotiques, Ebola, Zika, tuent jusque dans les hôpitaux les plus modernes des pays du Nord.

Face au danger bactériologique, les premiers hommes avaient commencé à opposer leurs simples facultés naturelles :

---

[11] Plus connue sous le nom de *vache folle*

[12] Syndrome Aigu Respiratoire Sévère

[13] Le concept de pathocénose a été élaboré par l'historien des sciences croate Mirko Dražen Grmek, dans les années 1960. Il désigne l'ensemble des états pathologiques présents au sein d'une population déterminée, à un moment donné. Pour plus de détails, voir Grmek (M. D.), « Préliminaire d'une étude historique des maladies », in *Annales. Économies, Sociétés, Civilisations*, 1969, 24ème année, n° 6, pp. 1473-1483

il s'agissait simplement de résister, s'accrocher à la vie. Piètre défense, l'immunité, renforcée au fil de l'histoire par les premiers médicaments, perd progressivement de son efficacité lorsque les hommes, animaux sociaux, se regroupent dans des agglomérations. De plus en plus grands, les ensembles humains, grottes, villages, villes, mégapoles, sont désormais propices à la propagation d'épidémies foudroyantes.

Et c'est précisément pour lutter contre les épidémies que l'Homme va commencer à s'organiser, dès l'antiquité. Lorsque tout le monde meurt autour de nous, deux réflexes ressurgissent. D'abord, le vieux principe « cito, longe, tarde[14] », traditionnellement attribué à Hippocrate, nous dicte la fuite. L'autre moyen de défense, celui qui fera précisément l'objet de cet ouvrage, consiste à isoler, éloigner, enfermer voire éliminer l'autre, qu'il soit malade ou sain. Car on a appris, au fil des siècles, que même une personne apparemment saine peut enfermer au plus profond de son organisme ces animalcules porteurs de maladie, que l'on nommera plus tard germes, virus.

On le sait depuis l'antiquité, les épidémies ne font pas qu'emprunter les grandes routes terrestres ou maritimes du commerce, des campagnes militaires ou des migrations de masse. Le mal s'infiltre également discrètement jusqu'au plus profond des villages isolés, par les petits chemins, les rivières, semant mort et désolation sur son passage.

Ce n'est qu'au début du XV$^{ème}$ que les cités italiennes commencent à produire des règlements sanitaires plus ou moins efficaces : nomination de responsables sanitaires, instauration de conseils de santé, création de corps de fossoyeurs, surveillance des entrées des villes, autant de décisions visant toutes à protéger les populations contre les épidémies provenant de l'extérieur. C'est dans ce cadre que la quarantaine, conçue depuis l'antiquité, n'a été institutionnalisée que vers la fin du Moyen âge.

En fait, le principe de la quarantaine est né du grand débat qui opposait les miasmatiques aux contagionnistes : pour les premiers, les germes répandus dans l'air par les malades infectaient les personnes saines qui respiraient ces « miasmes

---

[14] Fuir vite, loin, longtemps

pestilentiels[15] » ; la seule protection envisageable était alors de purifier l'air avec des plantes aromatiques, du feu, voire une simple bougie.

Pour les contagionnistes en revanche, il importait d'isoler les malades afin de protéger les personnes saines[16]. Les bases de la théorie de la contagion seront posées par le médecin italien Girolamo Fracastor, avec la publication en 1546 à Venise, de son œuvre magistrale, *De contagionibus et contagiosis morbis*. Si l'isolement se faisait d'abord dans des cabanes de bois destinées à être plus tard brûlées, la fin du Moyen âge verra progressivement la naissance de centres de quarantaine pérennes, parfois équipés de commodités et d'équipement destiné à purifier hommes et marchandises.

La quarantaine connaîtra alors un grand succès jusque vers le milieu du XIXème siècle, période où elle tombera quelque temps en désuétude avant de revenir au goût du jour avec la réapparition du choléra. Ce retour du service quarantenaire se fera dans un grand élan de romantisme. Thérèse Barthas écrit ainsi avec enthousiasme son départ pour le lazaret d'El Tor en 1914, en compagnie d'une « ...colonie médicale des plus cosmopolites, Anglais, Français, Allemands, Autrichiens, Belges, Russes, Italiens, à côté de nos confrères d'Orient, sous l'étendard jaune des quarantaines marqué de l'étoile et du croissant d'Egypte ». Elle s'engage à remplir son rôle humanitaire : « ...arrêter au passage tous les pèlerins qui reviennent de la Mecque... nous ne les rendrons à la circulation que nets de tout microbe qui pourrait nuire à la santé du monde[17] ».

La quarantaine consiste ainsi à isoler l'autre, l'étranger, le voyageur, et à prévenir tout contact avec la population saine. On

---

[15] Les miasmes étaient autrefois assimilés à des exhalaisons émanant des cadavres en décomposition, ou des effluves montant de la terre, des marais et des étangs. La médecine hippocratique considérait que ces émanations flottaient dans l'air, et lorsqu'elles pénétraient à l'intérieur d'un organisme humain, au travers de la respiration, elles causaient des pestes (*pestis*, au sens large du terme)

[16] Brossolet Jacqueline et Mollaret Henri, *Pourquoi la peste ? Le rat, la puce et le bubon*, Paris, Gallimard, 1994, p. 55

[17] Barthas (T.), « Le retour de La Mecque. El Tor », in *La revue de Paris*, n°5, mars 1914, pp. 85-86

commence ainsi à enfermer le marin dans son bateau, le voyageur dans son auberge, la ménagère dans sa maison. On décide ensuite de construire des bâtiments dans lesquels on entasse les voyageurs, pour des périodes plus ou moins longues, jusqu'à ce qu'on ait la preuve irréfutable de leur bonne santé, jusqu'à ce qu'ils guérissent...où jusqu'à ce qu'ils meurent !

Et c'est précisément là que se situe la problématique du présent ouvrage : le fait de placer en quarantaine des voyageurs relève-t-il d'une stratégie raisonnée ? Les espaces de quarantaines ne sont-ils finalement pas des bouillons de culture, véritables mouroirs programmés ? *Quid* alors d'une personne saine qui se retrouve au milieu de moribonds hautement contagieux ? Telles sont quelques-unes des questions auxquelles je tenterai de trouver des éléments de réponse au cours de ces réflexions.

Cela nous amènera à examiner de près un élément central dans cet ouvrage : le lazaret, bâtiment mi hôpital, mi prison dans lequel les voyageurs arrivant par la voie maritime purgeaient des quarantaines de dix, vingt, voire quarante jours. Si les lazarets ont aujourd'hui disparus, tombés en ruine ou dédiés à d'autres activités, leur principe existe encore, dans les aéroports, les camps de réfugiés, les prisons, les casernes. L'autre moyen d'établir une quarantaine consistait à établir un cordon sanitaire, opération militaire consistant à isoler une ville ou une région en la cernant avec les troupes.

Cela nous a amené à organiser nos réflexions en quatre grandes parties. Nous commencerons ainsi par remonter aux origines du principe de la quarantaine. La deuxième partie de l'ouvrage est consacrée aux spécificités des quarantaines orientales, tandis que nous plongerons avec la troisième partie dans le quotidien du lazaret. Enfin, nous clorons l'ouvrage avec l'examen des quarantaines dans le monde d'aujourd'hui.

PREMIERE PARTIE

# AUX ORIGINES DE LA QUARANTAINE

Depuis l'aube des temps, les groupes humains ont pratiqué l'exil et l'isolation de certains de leurs membres afin de protéger leur santé et préserver leur vie. L'Ancien testament témoignait déjà de l'usage de séparer les personnes malades des autres. Le Lévitique nous apprend que les lépreux devaient vivre isolés toute leur vie pour préserver les personnes saines, principe repris ensuite dans le Nouveau testament[18].

C'est ainsi que de nombreux passages de la Bible mettent en lien l'impureté et la discrimination : « Parlez aux Israélites, vous leur direz : lorsqu'un homme a un écoulement sortant de son corps, cet écoulement est impur. Voici en quoi consistera son impureté tant qu'il a cet écoulement : que sa chair laisse échapper l'écoulement ou qu'elle le retienne, il est impur. Tout lit où couchera cet homme sera impur et tout meuble où il s'assiéra sera impur. Celui qui touchera son lit devra nettoyer ses vêtements, se laver à l'eau, et il sera impur jusqu'au soir[19] ». Tout écoulement, entendu comme un signe de maladie, est considéré comme une impureté, et signifie inexorablement stigmatisation.

Sur un plan davantage médical, au V$^{ème}$ siècle avant J.-C., on suivait le principe d'Hippocrate, selon lequel une maladie aigue ne pouvait plus se manifester au-delà d'une période d'incubation de quarante jours. C'est l'une des raisons pour lesquelles les pratiques d'isolation, voire d'enfermement des personnes malades ou suspectées de l'être, duraient quarante jours. Durant toute cette période le malade était mis en observation, le thérapeute guettant le moindre signe inhabituel sur son corps. La quarantaine est donc une invention de l'antiquité.

---

[18] Sehdev (P. S.), « The origin of quarantine », in *Clinic infection diseases*, 2002, n°35, pp. 1071-1072

[19] *Lévitique*, 15:2-5

# Chapitre premier

# LE PRINCIPE DE LA QUARANTAINE

Afin d'éviter tout malentendu, il est primordial de souligner d'emblée que la quarantaine s'inscrit comme une mesure prophylactique, et non pas thérapeutique : le centre de quarantaine est tout sauf un hôpital. L'admission en quarantaine ne prend pas en compte l'état de santé. C'est ce que nous précise prudemment l'historien des sciences croate Mirko Dražen Grmek : « Une caractéristique essentielle de la quarantaine dans la première acception de ce terme, c'est précisément de ne pas tenir compte de la santé apparente des voyageurs mais de mesurer le danger seulement en fonction de l'état sanitaire du pays d'où ils viennent. Les personnes soumises à la quarantaine sont des malades en puissance et en non en acte…[20] ».

Quand on sait les difficultés qu'avait la médecine pré-pastorienne à identifier une personne malade, on imagine ce qu'il devait en être d'un « malade en puissance » ! Assurément, les voies vers toutes sortes d'erreurs, d'abus et de décisions arbitraires étaient largement ouvertes.

Ainsi, une personne n'est pas mise en quarantaine parce qu'elle est malade, mais parce qu'elle risque de contaminer les autres membres de la communauté, qui eux sont sains. De ce point de vue, la mise en quarantaine peut être considérée comme un acte d'égocentrisme absolu, qui cadre mal avec la mission humanitaire généralement attribuée au corps médical.

## Le principe de la quarantaine

Jean-Marie Pardessus, historien français de la législation maritime, avait eu l'opportunité d'étudier un texte des

---

[20] Grmek (M. D.), « Les débuts de la quarantaine maritime », in *L'homme, la santé et la mer*, 197, Honoré Champion, Paris, pp. 39-40

Bollandistes[21] ; il y avait découvert un élément surprenant, relatif à l'hagiographie de Saint Benoît. En l'an 900, alors qu'il n'était encore que nourrisson, une maladie pestilentielle ravage son village natal de Tabulus. Fuyant le mal, ses parents se seraient réfugiés dans la ville fortifiée de Tadia en Ligurie[22], mais pour y être admis, ils durent passer, « comme c'était l'usage… quarante jours dans un lieu d'isolement situé en dehors des murailles[23] ».

Alors que la mise en quarantaine consiste d'ordinaire à exclure de la communauté les membres malades, il s'agit ici, au contraire, de ne laisser partir que les individus qui sont sains. Une sorte de quarantaine inverse, condamnant les habitants soupçonnés de pestilence à mourir dans leur village, devenu mouroir.

Le principe de la quarantaine tel qu'on le connait aujourd'hui est probablement né vers la fin du XIV$^{ème}$ siècle en Italie, et son histoire est intimement liée à celle de la peste. Encore faut-il s'entendre sur ce que signifiait alors le mot « peste », directement dérivé du latin *pestis*, maladie contagieuse.

Pour Mirko Dražen Grmek, la peste n'était pas l'unique préoccupation des quarantaines : « A ses débuts, la quarantaine était appliquée contre la « peste », désignation qui se rapportait aussi bien à la Peste au sens moderne qu'à quelques maladies épidémiques graves qui n'étaient pas encore bien définies[24]. A l'époque moderne, on prévoit des mesures quarantenaires en premier lieu contre la peste, le choléra, la fièvre jaune, la variole, la fièvre récurrente et le typhus exanthématique. Deux de ces maladies n'existaient pas dans l'Europe médiévale[25] ». Les premières quarantaines organisées du Moyen âge ne visaient donc pas expressément la peste, mais toute maladie

---

[21] Société savante belge fondée par Jean Bolland au XVII$^{ème}$ siècle, dans le but d'étudier la vie et le culte des saints

[22] Région du Nord-Ouest de l'Italie

[23] Grmek (M. D.), « Les débuts de la quarantaine maritime », in *L'homme, la santé et la mer*, 197, Honoré Champion, Paris, p. 43

[24] Le choléra ou le typhus, par exemple

[25] Grmek (M. D.), « Les débuts de la quarantaine maritime », in *L'homme, la santé et la mer*, 197, Honoré Champion, Paris, p. 40

suffisamment grave, et dont le caractère contagieux plus ou moins prouvé nécessitait d'éloigner les individus malades.

La quarantaine est également étroitement liée à la navigation maritime, et géographiquement rattachée aux ports. Ainsi, l'Encyclopédie de Diderot définissait la quarantaine comme étant « Le nom en usage sur les ports de mer, pour signifier le temps que les vaisseaux venant du Levant[26] et les passagers qui sont dessus ou leur équipage doivent rester à la vie des ports avant que d'avoir communication libre avec les habitants du pays...

On a donné à cette épreuve le nom de *quarantaine*, parce qu'elle doit durer quarante jours. Cependant, lorsqu'on est sûr que ni les marchandises, ni les passagers ne sont partis de lieux suspects ou infectés de contagion, on abrège ce terme... Le temps se nomme toujours quarantaine, quoiqu'il ne soit souvent que de huit ou quinze jours, et quelquefois moins. Le langage n'est pas exact, mais l'usage l'a confirmé[27]»

## Les retraites volontaires

Vers le milieu du XVI$^{ème}$ siècle, malgré la grande popularité des théories aéristes, selon lesquelles c'est l'air pestilent qui, chargé de miasmes morbifiques, provoque les épidémies, de nombreuses communautés croient encore fermement en la contagion. Elles choisissent de s'isoler provisoirement d'une manière volontaire et organisée dans des sortes de petits villages de quarantaine, logements de fortune éphémères, construits en bois.

L'historien démographe Jean-Noël Biraben décrit ainsi la manière dont la population de Montpellier avait su se préserver de la peste de 1629 : « Aussi, on prend des moyens gigantesques, c'est-à-dire la fuite organisée dans une ville en bois bâtie pour recevoir en un endroit isolé de la campagne toute la population, avec deux quartiers à l'écart, un pour les

---

[26] Le Levant désignait traditionnellement les pays bordant la côte orientale de la Méditerranée et la Barbarie, c'est-à-dire le Liban, la Syrie, Israël, la Jordanie et la Palestine ; équivalent du Proche-Orient actuel

[27] Diderot Denis, *Encyclopédie ou Dictionnaire raisonné des sciences, des arts et des métiers*, Tome XIII, 1765, p. 658

malades, un pour les suspects et une quarantaine, cependant qu'une équipe « d'aéreurs » désinfecte toutes les maisons de la ville une à une.

C'est ce que réalise Montpellier en 1629. En 1630, les habitants réintègrent leurs maisons, et la ville de bois est brûlée[28]. Plus souvent, on se contente de construire dans les environs des cabanes seulement pour les malades de la bosse (le bubon[29]), et les suspects, et on organise une « serrade » générale où chaque famille, enfermée chez elle pendant plusieurs semaines, doit désinfecter sa maison.

Seuls ont le droit de circuler les membres du Conseil de Santé, les médecins, les aumôniers de peste et les valets de ville qui apportent quotidiennement la nourriture et les parfums pour la désinfection de chaque foyer. Des sergents armés font respecter ce règlement et, si le temps s'y prête, il peut arriver que la peste s'arrête[30] ».

Lorsque la syphilis déferle sur Paris à la fin du XV^ème^ siècle, les malades affluent à l'Hôtel-Dieu, à un point tel que le parlement de Paris édicte un arrêt le 6 mars 1496, « ...portant règlement sur le fait des malades de la grosse vérole... [pour] pourvoir aux inconvénients qui adviennent chacun jour pour la fréquentation et communication des malades, qui sont de présent en grant nombre en ceste Ville de Paris, de certaine maladie contagieuse nommée la Grosse Vérole[31] ».

L'arrêt prévoit en fait deux mesures distinctes, visant toutes deux l'éloignement physique des syphilitiques. Les étrangers sont sommés de quitter la ville sous peine de pendaison. « Quant aux Parisiens atteints de la vérole, ils devront, également dans un délai de vingt-quatre heures, et

---

[28] En 1348, les autorités brûlent tout un quartier de Bordeaux pour le purifier des miasmes de la peste. Pour plus de détail concernant ces purifications par le feu, voir Biraben Jean-Noël, *Les hommes et la peste en France et dans les pays européens et méditerranéens*, tome I, Mouton, Paris, 1975, p. 176

[29] Manifestation caractéristique de la peste bubonique, apparaissant généralement sur l'aine ou sous les aisselles

[30] Biraben (J.-N., « Mentalités, attitudes et comportements devant les grandes épidémies en France sous l'ancien régime », in *Littérature médecine société, Epidémies-Fléaux* n°7, Université de Nantes, Nantes, 198, p. 134

[31] Archives Nationales X1A (Parlement, Conseil XL, folio 74 et suivants)

sous peine de pendaison, se retirer dans leurs maisons ou se réunir dans un local apprêté à Saint-Germain-des-Prés, auxquels lieux durant ladite maladie leur sera pourvu de vivres et autres choses à eux nécessaires[32] ».

Malgré le châtiment, les vérolés refusent fermement toute mesure de quarantaine, et continuent d'encombrer l'Hôtel-Dieu de Paris. Le 25 juin 1498, le prévôt de Paris rappelle les prescriptions de l'arrêt du parlement, en menaçant cette fois de jeter les contrevenants à la rivière. Rien n'y fait, et l'arrêt du parlement sera rappelé à la population à plusieurs reprises, tout au long du début du XVIème siècle.

Le 22 septembre 1497, le roi d'Ecosse émet un édit similaire, le « Grandgore act[33] ». Claude Quétel nous en livre quelques détails : « Il y est stipulé qu'afin de préserver ses sujets du grand danger d'infection par cette maladie contagieuse qu'on appelle la *grandgor* ceux qui en sont atteints sortiront d'Edimbourg pour être conduits dans une île de l'embouchure du Forth[34] afin d'y être soignés. Là aussi des peines sévères (marque de la joue au fer rouge et exil en cas de récidive) sont édictées à l'encontre de ceux qui désobéiraient[35] ».

Toutes ces mesures ont ceci de commun, qu'elles opèrent une brutale scission de la société : d'un côté les sains, de l'autre les malades. Elles sont timidement assorties d'efforts humanitaires, tels que la prise en charge de la nourriture par exemple. Elles sont surtout appuyées de mesures de répression sévères, allant jusqu'à des peines de corps.

Ces premières formes de quarantaine pouvaient toutefois être individuelles, lorsque les personnes assujetties à la quarantaine faisaient partie de la haute société. Dans tel cas les suspects étaient assignés à domicile, avec interdiction de tout contact avec le reste de la communauté. A Bordeaux, par

---

32 Quétel Claude, *Le mal de Naples. Histoire de la syphilis*, Paris, Seghers, 1986, p. 29

33 Grangoir, glengore ou glangoir étaient les appellations habituelles de la syphilis en Ecosse

34 L'île d'Inchgarvir

35 Quétel Claude, *Le mal de Naples. Histoire de la syphilis*, Paris, Seghers, 1986, p. 29

exemple, « Sy le malade est personnaige de quallité qui aye des biens et moiens, sera à son cheois ou de demourer cloz en sa mayson, ou bien de se faire conduyre avecques ceulx de sa famille qu'il voudra mener avecques luy en quelque sienne maison champestre et laisser les autres de sadicte famille en sa maison, d'où il sera party, avecques moyens d'y estre nourrys et entretenuz, et aussy d'estre médicamentez s'ils viennent à estre mallades[36] ».

Il s'agit là, certes, d'une quarantaine dorée, mais le principe d'isolement était respecté, peut-être davantage par ceux qui étaient isolés, terrifiés qu'ils étaient d'avoir le moindre contact avec les autres membres de la communauté. Notons que ces pratiques de quarantaines privées étaient assez rares, et ne pouvaient avoir lieu que dans des sociétés organisées et fortement urbanisées. Il fallait pour cela disposer de résidences secondaires à la campagne, qui permettaient aux nantis de s'enfermer volontairement, loin des fureurs de la ville.

A plus grand échelle, on retrouve ces pratiques d'enfermement volontaire chez les Francs, ces Européens établis dans l'empire ottoman, vers la fin du XVIII^ème^ siècle. Peu nombreuse mais économiquement puissante, la communauté européenne du Levant était essentiellement composée de diplomates, commerçants, navigateurs et artisans français, italiens, britannique ou hollandais. Bien que la fuite soit parfois envisagée, les Francs préféraient la « clôture », sorte de quarantaine volontaire qui avait toutefois pour but de les protéger, bien plus que de préserver le reste de la population.

Alexander Russell, qui fut médecin chef de Alep de 1740 à 1745, écrit à ce propos : « Next to the protection of Divine Providence, the means that the Europeans depend upon for their preservation during the time of the Plague, consist either in a retreat from the city, or in shutting up in their Town houses, in such a manner as effectualy to prevent all inter course or communication by which the infection might be

---

36 *Archives Historiques du Département de la Gironde*, Tome XXXIII, Bordeaux, 1883

received from without[37] ». Les maisons cossues devenaient des refuges, réservés aux plus riches. Le problème qui se posait toutefois à ceux qui s'enfermaient ainsi, était qu'il fallait cesser tout commerce, fermer les manufactures, abandonner les boutiques aux pillages, bref cesser toute activité économique, au risque de s'appauvrir, voire se ruiner.

Les archives diplomatiques regorgent de documents décrivant le succès des clôtures pratiquées par les Européens vivant au Levant : « La peste a entièrement cessé grâce à Dieu, nous avons été renfermés pendant près de quatre mois… Les précautions que l'on prend en pareil cas sont fort simples. Il s'agit de ne pas sortir de sa maison et de ne permettre à personne d'y entrer, de prendre ce qui est nécessaire à la vie par une fenêtre élevée comme par exemple au premier étage de nos maisons par le moyen d'une corde et de retirer de l'espèce de seau, la viande, les herbes avec des pinces, et les mettre dans une grande bassine d'eau froide mêlée avec un peu de vinaigre et ensuite de cette eau dans une autre bassine ayant de l'eau fraîche seulement.

Ce sont les seules précautions que tous les Francs et nombre de Chrétiens et Juifs ont prises et il n'y en a aucun qui aye été attaqué de peste. Tout paquet s'il ne peut être remis dans le vinaigre, ne doit pas être reçu, le parfum n'étant pas suffisant pour peu que le pli soit grand. Veut-on parler à quelqu'un, il faut que l'intervalle qu'il y a soit au moins de six pans[38] et il est meme prudent de mettre quelque parfum entre deux comme encens, myrre, etc[39]».

Ces quarantaines volontaires se faisaient souvent en communauté, entre gens sains, afin de pouvoir mieux supporter l'isolement et son lot d'ennui et de stress. Elles pouvaient durer de quelques semaines à quelque mois. Daniel Panzac a calculé que, dans la ville de Smyrne, attaquée à

[37] Russell Alexander, *The natural history of Aleppo*, Londres, Robinson, 1794, p. 373

[38] Un pan équivalait à peu près à 25 cm. L'origine du mot est l'ancien francique *spanna,* distance entre les extrémités du pouce et du petit doigt dans leur plus grand écart

[39] Archives de la Chambre de Commerce, Lettre de Pierre Plasse du 13 août 1787, Dossier n° LIX 774

plusieurs reprises par la peste, les Français auront vécu près de trente mois, totalement isolés dans leurs maisons :

« 1758 : clôture de mars à août, 5 mois
1759 : clôture de février à août, 6 mois
1760 : clôture de mars à août, 5 mois
1762 : clôture d'avril à octobre, 6 mois
1763 : clôture de mai à juillet, 2 mois
1765 : clôture de mars à août, 5 mois[40] ».

Il est vrai que, isolés de tous, ceux qui choisissaient de s'enfermer ainsi réduisaient les risques de contagion directe. Toutefois, dans le cas de la peste par exemple, était-on certain que les rats et leurs puces infectées ne s'introduisaient pas jusque dans les chambres, dans les cuisines ? Rien n'était moins sûr. Toutes ces mesures, prises de manière ponctuelle et quelque peu désordonnée, préfiguraient l'institutionnalisation de la quarantaine, qui n'aura lieu qu'au bas Moyen âge.

## La naissance des quarantaines

Un grand débat agite aujourd'hui encore les historiens, concernant la mise en place de la première quarantaine structurée. Tout concorde toutefois à affirmer que c'est dans l'Italie du nord de la fin du XIV$^{ème}$ siècle que seraient nées les premières mesures quarantenaires de l'humanité.

Durant l'été 1373, une épidémie de peste particulièrement virulente se déclare dans le duché de Milan. Aussitôt, un réseau organisé de points de contrôles sanitaires est installé, tout le long des routes et à l'entrée des grandes villes du duché. Face à l'étendue du mal, le seigneur de Milan, Bernabò Visconti, prend alors des mesures énergiques, quoique peu cruelles pour endiguer le mal : il enferme les pestiférés dans leurs maisons et les fait détruire.

Nous avons retrouvé dans les Chroniques de Milan du XIV$^{ème}$ siècle un texte attestant des mesures prises, et en particulier l'exil des pestiférés dans la forêt pour y mourir : « I provvedimenti dati dal duca Bernabò Visconti, anzichè

---

[40] Panzac Daniel, *Quarantaines et lazarets. L'Europe et la peste d'Orient*, Aix-en-Provence, Edisud, 1986, p. 23

scemare, accrebbero di gran lunga la desolazione di Milano, perocchè nell'anno avanti, appena si ebbe indizio di contagio, fuggissi tostamente nelle sue castella presso Marignano, e nella città comandò che fossero diroccate le case di tutti coloro che eran morti di contagio, senza riguardo per gli ammalati o pei sani che vi potevano essere.

Poscia, quando la peste si riprodusse più forte, diè ordine che tutti quelli i quali fossero tocchi dal male, dovessero portarsi fuori della città o del paese ove abitavano, e andassero nei boschi, nelle campagne a morirvi ; nè alcuno, che avesse assistito un contagioso potesse ritornare a casa prima di dieci dì dalla morte di esso[41] ».

Méfiant, Bernabò Visconti institue également une quarantaine de dix jours pour tout voyageur suspect désirant entrer dans une des villes du duché, l'isolement se faisant prudemment à l'extérieur des murs[42]. Encore faut-il s'entendre sur la signification du mot « suspect » : sur quelles bases pouvait-on à cette époque juger d'un coup d'œil de l'état de santé d'un voyageur ?

Malgré de telles mesures drastiques, la population de Milan perdra plus des deux tiers de sa population, d'autant plus que cette peste estivale, en fauchant les agriculteurs, sera la cause du pourrissement sur pied des récoltes de blé : « Quantunque un pò per la fame, un pò per la peste la popolazione di Milano fosse ridotta a meno di un terzo[43] ». Ceux qui survivent à l'épidémie mourront de faim.

C'est quelques années plus tard, dans la même région, que naîtra véritablement la quarantaine au sens où nous l'entendons aujourd'hui. En juillet 1377, en pleine épidémie de peste, la colonie vénitienne de Raguse[44] commence à emprisonner

---

[41] Tenta Carlo, *La cà dei cani, Cronaca Milanese del secolo XIV, cavata da un manoscritto di un canattiere di Barnabò Visconti, con quatro incisioni*, Biblioteca Nazionale Braidense, 2006, p. 6

[42] Bourdelais Patrice, *Les épidémies terrassées. Une histoire de pays riches*, France, La Martinière, 2003, p. 29

[43] Tenta Carlo, *La cà dei cani, Cronaca Milanese del secolo XIV, cavata da un manoscritto di un canattiere di Barnabo Visconti*, con quatro incisioni, Biblioteca Nazionale Braidense, 2006, p. 8

[44] Capitale de la République maritime de Raguse, aujourd'hui Dubrovnik en Croatie

systématiquement tous les voyageurs en provenance des zones infectées. L'enfermement a lieu dans deux îles isolées, Mrkan et Bobara, situées au large de Cavtat[45], pour des périodes de trente jours, ou « trentines »[46]. Face au peu d'efficacité de la mesure, la période de détention des suspects est rapidement portée à quarante jours, d'où le nom de « quarantaine »[47].

Certains auteurs voient, dans ce trop rapide passage des trentines aux quarantaines, des considérations mystico religieuses. Mirko Dražen Grmek pose ainsi la question : « Pourquoi quarante jours ? La durée d'incubation des maladies quarantenaires n'est pas si longue, et il est donc difficile d'admettre que ce délai ait été établi sur des bases empiriques[48] ». Il est vrai que le choix du chiffre quarante n'était guère fortuit, tant ce chiffre était chargé de symbolique.

En effet, derrière les quarante jours, se profilait probablement une référence à la tradition chrétienne du carême[49], période de quarante jours de purification[50]. D'autres auteurs, se cantonnant au registre biblique, y voient plutôt une référence au déluge[51], ou au séjour de Moïse sur le mont Sinaï[52].

---

[45] Petite ville située à 20 km au sud de Dubrovnik

[46] Grmek Mirko Dražen, *Le concept d'infection dans l'Antiquité et au Moyen Age, les anciennes mesures sociales contre les maladies contagieuses et la fondation de la première quarantaine à Dubrovnik (1377)*, Zagreb, Rad Jazu 384, 1980, p. 39

[47] Stuart Suzan Mosher, *A state of deference: Ragusa/Dubrovnik in the medieval centuries*, Philadelphie, University of Pennsylavnia Press, 1992. Voir également Kilwein (J. H.), « Some historical comments on quarantine: part two », in *Journal of Clinical Pharmacy and Therapeutics*, 1995, n°20, pp. 249-252, ainsi que Gordis Leon, *Epidemiology*, Philadelphie, W.B. Saunders, 1995

[48] Grmek (M. D.), « Les débuts de la quarantaine maritime », in *L'homme, la santé et la mer*, 1997, Honoré Champion, Paris, p. 42

[49] Période de jeûne et d'abstinence de quarante jours, que le Christianisme a institué au IVème siècle, en référence aux quarante jours de jeûne de Jésus-Christ dans le désert

[50] Kilwein (J. H.), « Some historical comments on quarantine: part two », in *Journal of Clinical Pharmacy and Therapeutics*, 1995, n°20, pp 185-187

[51] Les eaux du déluge se sont abattues sur la terre sans interruption, pendant quarante jours et quarante nuits

[52] *Foundations of public health: history and development*, Johns Hopkins University, Baltimore, Bloomberg School of Public Health, 2001

L'isolement de quarante jours reste donc surdéterminé par divers facteurs non nécessairement médicaux et empiriques[53].

Nous pensons qu'il est plus probable de voir dans cette période une réminiscence de l'ancien précepte d'Hippocrate, selon lequel une maladie aigue doit nécessairement se déclarer dans les quarante jours de sa contraction[54]. Nous donnons ainsi raison au docteur Frank Gerard Clemow, médecin britannique qui avait été délégué de l'Angleterre au Conseil Supérieur de Santé de Constantinople, en 1904, et pour qui ces quarante jours correspondent plus simplement à l'affirmation hippocratique que le quarantième jour d'une maladie est un jour de crise, c'est-à-dire qu'il permet d'émettre une décision sur la bonne ou au contraire la funeste issue d'un épisode morbide[55].

Les médecins médiévaux étaient ainsi persuadés que le quarantième jour marquait la limite entre les maladies aigues et celles chroniques. Une fièvre qui se prolongerait au-delà du quarantième jour perdait ainsi toute nature pestilentielle. Dans la même veine, les alchimistes du Moyen âge accordaient une importance capitale aux mois philosophiques, ces cycles de quarante jours durant lesquels s'opéraient certaines transmutations, dont les processus de circulation, de digestion et de putréfaction[56].

Effrayé par l'intensité de l'épidémie de 1377, Jacob de Padoue, qui occupait alors le poste de médecin chef de Raguse, va même proposer de construire, hors des murs de la cité, un édifice destiné à traiter les citoyens malades ou simplement suspectés d'être pestiférés[57]. Cela dénote un changement radical dans la procédure de la quarantaine : il ne s'agit plus seulement

---

53 Grmek (M. D.), « Les débuts de la quarantaine maritime », in *L'homme, la santé et la mer*, 1997, Honoré Champion, Paris, p. 42

54 Jewell Wilson, *Historical sketches of quarantine*, Philadelphie, TK & PG Collins, 1857 ; voir également *Foundations of public health: history and development*, Baltimore, Johns Hopkins University, Bloomberg School of Public Health, 2001

55 Clemow (F. G.), « The origin of quarantine), in *The British Medical Journal*, 1926, volume 1, Londres, pp. 122-123

56 Hecker Justus Friedrich Carl, *Die grossen Volkskrankheiten des Mittelalters*, Berlin, 1865

57 Cosmacini Giorgio, *L'arte lunga. Storia della medicina dall'antichità a oggi*, Bari, Laterza, 2001

d'enfermer l'étranger. Obéissant à un vieux réflexe d'homéostasie, la société occidentale médiévale commence alors à fabriquer un système excluant ses propres membres, dès lors qu'ils sont seulement suspectés de représenter un danger pour l'ensemble de la communauté. La frontière n'est plus tracée entre malades et bien portants, mais plutôt entre sains et inconnus.

L'Etat de Raguse, dont l'économie florissante était alors essentiellement basée sur le commerce maritime, avait grand intérêt à protéger son port, car on savait qu'une épidémie de peste aurait eu pour effet immédiat de dissuader toute tractation avec les autres cités. C'est donc autant pour protéger ses concitoyens que pour préserver l'économie de l'Etat que le Recteur de Raguse[58] va éditer la célèbre *Loi de Raguse* de 1377, premier texte connu définissant et organisant les procédures de quarantaine.

Cette loi énonce quatre principes fondamentaux, qui seront ensuite repris, à peu de choses près, par toutes les législations internationales ultérieures régissant les quarantaines :

> 1 - Les citoyens ou voyageurs provenant de lieux infectés ne peuvent être admis à Raguse tant qu'ils n'auront pas été isolés pendant un mois ;
>
> 2 - Aucun citoyen de Raguse n'est autorisé à pénétrer à l'intérieur de l'aire d'isolement, sous peine d'y être enfermé pendant trente jours ;
>
> 3 - Les personnes chargées par le Grand Conseil de soigner ceux qui sont en quarantaine ne sont pas autorisées à leur ramener de la nourriture, sous peine de rester avec eux pendant un mois ;
>
> 4 - Quiconque ne se plie pas à ces règles devra payer une amende et sera isolé pendant un mois.

Les premières ordonnances quarantenaires de Raguse prescrivent un isolement exceptionnellement long de trois mois, sans toutefois mentionner le mot « quarantaine ». Aucune

---

[58] Gouverneur de la cité. Un nouveau recteur était élu chaque mois. Logé dans un palais, il ne pouvait recevoir ni amis, ni famille, afin de pouvoir se consacrer pleinement à ses fonctions, et éviter toute tentative de corruption

expression technique particulière ne figure d'ailleurs dans ces premiers textes fondamentaux.

Le législateur ragusain préfère plutôt employer l'expression *Ordines pro peste* en 1391, puis celle un peu plus élaborée de *Prouisio morbi pestiferi euitandi* en 1422[59]. Jusqu'au XVII$^{ème}$ siècle, alors même que le mot « quarantaine » devient courant en Méditerranée, les Ragusains s'attachent encore à employer l'ancien mot *Contumacia.*

Les années suivant cette première *Loi de Raguse* de 1377 témoignent d'un très net durcissement de la législation, très probablement lié à la virulence des épidémies de peste qui frappaient alors régulièrement la cité. Vers la fin du XIV$^{ème}$ siècle, la loi quarantenaire est ainsi renforcée par la création d'un corps d'officiers sanitaires, et par l'instauration de sanctions qui vont jusqu'à des peines de corps : « Par les décisions du Grand Conseil de Dubrovnik, datées du 8 juin 1391, du 5 janvier 1397, du 25 mai 1379 et du 28 juin 1397, le contrôle de l'isolement quarantenaire fut rendu beaucoup plus strict. On désigna des fonctionnaires particuliers (*officialles contra venientes de locis infectis peste*[60], appelés aussi *officialles cazzarmortuorum*), qui devaient surveiller les frontières, vérifier les documents des voyageurs, fixer la durée de l'isolement, organiser et contrôler la vie dans les lieux d'isolement, chasser les récalcitrants et punir les transgresseurs des lois sanitaires.

Ces officiers étaient autorisés à punir sévèrement les coupables, sans devoir recourir pour cela à un autre pouvoir judiciaire. Si, par exemple, quelqu'un essayait d'échapper à l'isolement, il avait à payer de cinquante à cent perpers[61] ; dans les cas graves ou lorsqu'il s'agissait d'indigents, on marquait le

---

59 Grmek Mirko Dražen, *Les débuts de la quarantaine maritime,* in *L'homme, la santé et la mer*, Paris, Honoré Champion, 1997, p. 41

60 L'appellation *officialles ad providendum super venientibus de locis pestiferis* était également largement en usage, pour désigner les officiers de santé. Pour plus de détails, voir Blažina Tomić, *Zlata, Kacamorti i kuga. Utemeljenje i razvoj zdravstvene službe u Dubrovniku,* Zagreb-Dubrovnik, 2007, pp. 85-86

61 Monnaie de l'éphémère empire médiéval serbe, qui n'aura existé que de 1346 à 1371

coupable au fer rouge ou on allait jusqu'à lui couper une oreille[62] ».

En 1397, l'ancien couvent de l'île de Mljet[63] est converti pour accueillir - reclure ? - les voyageurs en quarantaine[64]. Une polémique anime aujourd'hui encore les historiens du monde entier concernant le lieu où aurait été édifié le premier lazaret de l'Humanité. La primauté du bâtiment de Mljet est contestée, au profit du lazaret de Venise[65]. Certains auteurs, tels l'historien italien Dominico Barduzzi, Garrison ou le médecin John J. Keevil[66], proposent même une date postérieure, considérant que le premier lazaret dans l'histoire ne daterait que de 1464, date de la fondation du lazaret de Pise, à proximité de l'église Saint Lazare.

Quelle que soit l'hypothèse considérée, retenons que c'est dans une république maritime du sud de l'Europe que serait née l'idée de construire un bâtiment spécifiquement affecté à l'isolement des voyageurs potentiellement contagieux.

Durant les 80 années qui suivent la promulgation de la Loi de Raguse, de nombreuses lois similaires entrent en vigueur à Marseille, Venise, Pise et Gênes[67]. Les Républiques italiennes prennent peu à peu l'habitude d'instaurer ces systèmes de quarantaine tout au long des XIV$^{ème}$ et XV$^{ème}$ siècles, dès lors

---

62 Grmek Mirko Dražen, *Les débuts de la quarantaine maritime*, in *L'homme, la santé et la mer*, Paris, Honoré Champion, 1997, p. 53

63 Aujourd'hui Parc National de Croatie, l'île de Mljet est située entre Korčula et Dubrovnik

64 Grmek Mirko Dražen, *Le concept d'infection dans l'Antiquité et au Moyen Age, les anciennes mesures sociales contre les maladies contagieuses et la fondation de la première quarantaine à Dubrovnik (1377)*, Zagreb, Rad Jazu 384, 1980, pp. 9-55

65 Nous considérons que c'est effectivement à Venise qu'aurait été fondé le premier lazaret répondant aux normes sanitaires modernes, et qui servira de modèle, pendant plusieurs siècles, aux établissements quarantenaires

66 Barduzzi (D.), « Sulla instituzione del primo lazaretto in Pisa), in *Rivista di storia critica di scienze medicali*, X, 1919, pp. 167-168 ; voir également Keevil John J., *Medicine and the navy 1200-1649*, London-Edinburgh, Livingstone, 1947

67 Matovinovic (J.), « A short history of quarantine (Victor C. Vaughan), in *University of Michigan Medical Center Journal*, 1969, n°35, pp. 224-8 ; voir également Bolduan Charles Frederick et Bolduan Nils William, *Public health and hygiene: a student's manual*, Philadelphie, W. B. Saunders, 1941

qu'une alerte sanitaire est donnée en Méditerranée. Les autres nations européennes suivront par la suite l'exemple italien, considéré comme une véritable réussite.

De nombreuses villes européennes s'inspirent ainsi de ces premières quarantaines pour prendre des mesures sanitaires : le 28 février 1451, Brignoles, en Provence, ferme ses portes aux voyageurs, et en 1464 elle expulse tous les étrangers hors de l'enceinte pendant quarante jours. Au-delà de cette période, ceux qui ne sont visiblement pas malades sont autorisés à réintégrer la ville[68].

L'innovation - et elle de taille - de cette fin de XIV$^{ème}$ siècle sera sans conteste l'institution du lazaret. C'est ainsi que les grandes cités italiennes et espagnoles commencent à s'organiser en prévoyant des « hôpitaux de peste », sortes d'auberges-prisons où les étrangers sont tenus en isolement en temps d'épidémie. Les premières institutions voient le jour à Séville en 1383, à Venise en 1403, imités ensuite par Livourne, Gênes, Barcelone et Bruges. En France, les premiers « hôpitaux spécialisés » - en réalité des lazarets - sont édifiés à Bourg-en Bresse en 1472, à Lyon en 1474, à Marseille en 1476, à Carpentras en 1481, à Orange en 1490 et à Bordeaux en 1504[69].

En 1423, le « Senato » de la république de Venise installe le premier lazaret connu dans l'histoire, dans le couvent désaffecté de l'îlot Santa Maria di Nazareth, à proximité du Lido[70]. C'est d'ailleurs la déformation du nom Nazareth qui donnera naissance au mot « lazaret ». Quelques années plus tard, ce premier lazaret prendra le nom de « lazzaretto vecchio », pour le distinguer du « lazzaretto nuovo », construit en 1468 à l'intérieur du Grand Tezon, et qui sera destiné à l'hébergement des convalescents.

---

[68] Delumeau Jean, Lequin Yves, *Les malheurs des temps. Histoire des fléaux et des calamités en France*, France, Larousse, 1987, p. 208

[69] Delumeau Jean, Lequin Yves, *Les malheurs des temps. Histoire des fléaux et des calamités en France*, France, Larousse, 1987, p. 207

[70] Etroit cordon littoral, s'étendant sur une douzaine de kilomètres, reliant la lagune de Venise à la mer Adriatique

# Chapitre II

# LES PROCEDURES

La Loi de Raguse, texte fondamental dans l'histoire des quarantaines, avait établi les bases des procédures quarantenaires. Elle servira également de modèle pour une série de textes juridiques, qui affineront progressivement les protocoles à suivre pour prévenir la propagation des épidémies à travers les grands ports commerciaux.

Depuis le XV$^{\text{ème}}$ siècle, les quarantaines se déroulaient selon une procédure codifiée, strictement réglementée, qui était à peu près la même dans tous les ports méditerranéens. La pièce maîtresse du procédé était la patente, document fondamental dont la nature devait déclencher toute une chaîne de procédures administratives et sanitaires.

## Les patentes

Les déplacements de voyageurs et de marchandises par bateau ont rapidement été reconnus comme des sources majeures d'épidémie[71]. Le problème majeur qui se posait n'était pas tant de vérifier l'état de santé du voyageur. Cela pouvait se faire au travers d'un examen médical, un médecin expérimenté pouvant déceler d'un simple coup d'œil les signes avancés de peste ou de lèpre. En accord avec le système naissant de quarantaine, il s'agissait plutôt d'établir avec certitude la provenance du voyageur apparemment sain, ce qui permettrait de distinguer entre celui qui arrive d'un lieu indemne et celui qui provient d'une ville contaminée. En l'absence de tout autre moyen de traçabilité, le voyageur suspect était donc soumis à un interrogatoire, et il devait prouver le lieu de sa provenance.

La bonne foi du voyageur étant difficile à prouver, il fallait mettre en place une procédure efficace pour connaître sa provenance. Ce sera chose faite au XVI$^{\text{ème}}$ siècle, lorsque le

---

[71] Raoult Didier, *Les nouvelles maladies infectieuses*, Paris, PUF, 1999, p. 46

système de quarantaines est complété par l'introduction des « billets de santé ». Il s'agit d'une sorte de certificat de santé attestant que son porteur provient d'une ville exempte ou au contraire touchée par une épidémie.

Ce document, que l'on désignait également sous le nom de « billet de santé individuel », était délivré à l'intéressé dans chaque ville traversée, et indiquait la destination finale du voyageur, ainsi que son âge et la « couleur de son poil[72] ». Cette mention permettait de vérifier l'identité du détenteur du document[73].

Au vu de ce principe, lorsqu'un voyageur désire entrer dans une cité, il doit produire une patente, délivrée lors de sa dernière escale. S'il ne peut le faire, il sera refoulé ou astreint à effectuer une quarantaine hors de la cité avant d'être autorisé à y pénétrer. Ce système sera surtout appliqué à la navigation maritime, le billet de santé prenant alors le nom de patente.

Avant de quitter un port, le capitaine d'un bateau doit donc veiller à se munir d'une patente, autrement il ne pourra pas être autorisé à jeter l'ancre dans le port suivant. La patente est un document officiel, et doit de ce fait être délivrée par le consul de la nationalité du navire concerné. Si tel consul n'est pas accrédité dans un port, c'est à un autre consul, celui prévu par les accords internationaux, qu'incombe la tâche de rédiger le document. Cette mission du consul n'est guère facile, car il doit toujours être tenu au courant de la situation sanitaire de la région où il officie, afin de pouvoir délivrer les patentes avec toute l'impartialité qu'exige son poste.

La patente, sorte de certificat de santé, est l'équivalent « maritime » des billets de santé exigés des voyageurs qui arrivent par la voie terrestre. La patente présente la caractéristique d'être « commune », car rattachée à l'ensemble d'un navire, dont dépendront tant les passagers que l'équipage. La patente peut être nette, c'est-à-dire attestant que le dernier port d'escale était indemne de toute épidémie. Tel sésame

---

[72] Bourdelais Patrice, *Les épidémies terrassées. Une histoire de pays riches*, France, La Martinière, 2003, p. 29

[73] Aujourd'hui encore, certains documents d'identité, passeports, cartes d'identités laisser-passer,… mentionnent la couleur des cheveux, la taille ou la couleur des yeux

autorise les passagers à débarquer sans être inquiétés, ou après avoir subi une quarantaine légère.

La patente peut être touchée ou soupçonnée, signifiant que le dernier port d'escale, bien qu'indemne, est en relation directe avec une région où sévit la peste. Par exemple, le bâtiment provient d'un port non contaminé, mais qui est une escale reconnue d'un port du Levant[74]. Cette situation conditionne le débarquement au port à une période de quarantaine réduite, et qui est laissée à la discrétion des autorités sanitaires.

Dans les situations extrêmes, une patente peut être brute[75], ce qui signifie que le dernier port d'escale était sujet à une épidémie. Dans tel cas, les passagers, l'équipage, les marchandises, le navire même, sont immédiatement mis en quarantaine pour une longue durée. S'il est révélé, au cours de l'enquête menée par les officiers de santé, qu'un passager est décédé pendant la traversée, la patente peut aussi être considérée comme brute. Par le biais des quarantaines, la nature de la patente est ainsi sujette à modification : au bout de quarante jours sans maladie déclarée, la patente brute redevient nette, autorisant le capitaine à débarquer passagers et marchandises.

Pour simplifier, osons avancer, en mêlant les époques, que la quarantaine se révèle être l'aboutissement logique d'une synthèse des théories aéristes d'Hippocrate et celles contagionnistes de Fracastor. Les premiers croyaient que la maladie, flottant dans l'air sous forme de miasmes invisibles, pouvait se propager sans contact physique directe, par exemple en pénétrant par les narines ou les pores de la peau[76].

*A contrario*, les contagionnistes soutenaient la thèse que la maladie ne saurait se transmettre que par le biais d'un contact humain direct, par exemple une poignée de main, un baiser, ou un verre bu en commun. Les deux écoles s'accordaient toutefois, à quelques divergences près, sur la conviction fondamentale qu'il importe de s'isoler des malades, en temps d'épidémie.

---

74 Aujourd'hui, nous dirions « un hub »

75 Brute vient de l'italien brutto, qui signifie « mauvais »

76 C'est pourquoi on avait peur des bains chauds, qui dilataient les pores et favorisaient la pénétration des miasmes

Daniel Panzac considère pour sa part que la quarantaine est une réponse des sociétés occidentales au triple constat suivant :

« - la peste n'est pas originaire de l'Europe, mais du Levant et de la Barbarie, c'est-à-dire de l'Empire ottoman ;

- le « levain » de la peste se trouve dans le sang du malade qui le transporte et le propage autour de lui par son souffle et par les objets, notamment textiles, qui ont été à son contact ;

- se défendre de la peste nécessite deux mesures : faire disparaître dès le début le levain de la maladie par différents procédés de purification aérienne ; s'isoler strictement en cas d'épidémie[77] ».

La grande diversité des situations nécessitait toutefois que la durée de l'enfermement des voyageurs soit strictement réglementée, afin d'éviter tant le laxisme que les abus. Il fallait également que les officiers de santé aient le pouvoir de réagir rapidement, sans attendre les directives de leur hiérarchie, et prennent les décisions dès l'arrivée des navires suspects à l'entrée du port.

## La durée des quarantaines

Selon les règlementations en vigueur, la durée de la quarantaine variait en fonction du type de patente. Vers le milieu du XVIII$^{ème}$ siècle, on appliquait généralement les durées suivantes, dans les principaux ports européens :

Durée des quarantaines vers le milieu du XVIII$^{ème}$ siècle (en jours)

| | Patente nette | Patente touchée | Patente brute |
|---|---|---|---|
| Passagers | 18-23 | 25 | 20-24 |
| Navire | 18-28 | 20-30 | 30 |
| Marchandises | 30-38 | 35-40 | 40 |

(Source : Bajot M., Poirré M., *Annales maritimes et coloniales. Partie non officielle*, XIX$^{ème}$ année, II$^{ème}$ série, Paris, Imprimerie royale, 1834)

---

77 Panzac (D.), « Politiques anciennes et maladies nouvelles : la difficile adaptation de la politique sanitaire au XIX$^{ème}$ siècle », in *Bulletins et mémoires de la Société d'anthropologie de Paris, nouvelle série*, 1998, tome X, 1-2, p. 54

On le voit bien ici, les êtres humains passent bien moins de temps en quarantaine que les objets inertes. En effet, les marchandises étaient assujetties à des durées de quarantaines plus longues, ce qui n'était pas sans poser problème. Même si les passagers en transit ont fini de purger leur quarantaine, ils peuvent rester bloqués dans le port, car ils doivent attendre que le navire et les marchandises aient achevé leur quarantaine, pour pouvoir continuer leur voyage.

Notons que, pour faciliter les procédures, les marchandises étaient classées en deux grandes catégories distinctes : les « non-susceptibles » sont celles qui ne peuvent pas, généralement, transporter la peste. C'est le cas des produits alimentaires, tels que l'huile d'olive, le blé en vrac, les métaux, les plantes tinctoriales, le café,... On désignait sous l'appellation « bâtiments de denrées » les navires chargés de marchandises non-susceptibles[78]. Ces derniers étaient donc plus facilement acceptés dans les ports.

Lorsque la cargaison est composée en totalité de marchandises non-susceptibles, la quarantaine est systématiquement réduite de moitié. Toutefois, la présence de quelques balles de textile dans les cales d'un navire pouvait suffire pour augmenter considérablement la durée de la quarantaine. C'est pourquoi les officiers de santé devaient connaître en détail la nature exacte de la cargaison avant de statuer sur les durées de quarantaine.

Les marchandises « susceptibles » sont moins sujettes à interprétation, car elles peuvent abriter des « miasmes morbifiques » dans leurs structures. Il s'agit des textiles bruts ou ouvragés, et en particulier le coton, la laine, le lin, la fourrure, les poils de chèvre ou de chameau[79].

Que penser d'une telle distinction, exclusivement empiriste, sinon qu'elle correspond tout de même à une certaine réalité :

---

[78] Bajot M., Poirré M., *Annales maritimes et coloniales. Partie non officielle*, XIX$^{ème}$ année, II$^{ème}$ série, Paris, Imprimerie royale, 1834, p. 488

[79] Panzac Daniel, *Quarantaines et lazarets. L'Europe et la peste d'Orient*, Aix-en-Provence, Edisud, 1986, p. 45

*Xenopsylla cheopis*[80], qui pouvait jeuner jusqu'à 38 jours[81], avait effectivement l'habitude de se nicher à l'intérieur même des fibres des tissus. L'historien Stéphane Barry et l'immunologue Norbert Gualde confirment cette grande prudence des officiers de santé à l'égard des tissus, la laine en particulier. La laine faisait d'ailleurs l'objet d'une mise en quarantaine systématique, assortie des conditions les plus dures : « La même année [1348] en Toscane, dans la cité de Pistoia à proximité de Florence, le marché de la laine est placé sous contrôle, de peur que quelque chose de « collant » susceptible de répandre la maladie ne se prenne dans les mailles des étoffes[82] ».

Il est toutefois étonnant que le blé soit rangé parmi les marchandises « non-susceptibles », car on savait depuis bien longtemps que les rats - et leurs puces - voyageaient souvent au fond des sacs de céréales. Même si le rat succombe, ses puces lui survivent plusieurs jours, pourvu que les conditions de température (22 à 24 °C) et d'humidité (au moins 80%) soient réunies dans les cales.

Il faut toutefois noter que les lazarets européens n'appliquaient pas tous la même période de quarantaine. Le tableau suivant indique bien l'absence d'homogénéité entre les différents ports méditerranéens de la fin du XVIIIème siècle:

---

[80] Puce de *Rattus rattus*, principal vecteur de la transmission de *Yersinia pestis*, bacille de la peste ; c'est également le vecteur majeur du typhus murin, autre zoonose commune du rat

[81] Pour plus de détails, voir Rodhain François et Pérez Claudine, *Précis d'entomologie médicale et vétérinaire*, Paris, Maloine, 1987

[82] Barry (S.) et Gualde (N.), « La peste noire dans l'Occident chrétien et musulman, 1347-1353 », in *Bulletin Canadien d'Histoire Médicale*, 2008, volume 25, 2, Canada, p. 471

Durée des quarantaines vers la fin du XVIII^ème^ siècle (en jours)

| Lazaret | Patente brute | | | Patente soupçonnée | | | Patente nette | | |
|---|---|---|---|---|---|---|---|---|---|
| | Passagers | Navire | Marchandises | Passagers | Navire | Marchandises | Passagers | Navire | marchandises |
| Marseille | 32-35 | 35-50 | 40-60 | 25 | 25-30 | 35-40 | 14-18 | 20-28 | 30-38 |
| Gênes | 35 | 36 | 50 | 22-25 | 32 | 46 | 22-25 | 32 | 46 |
| Livourne | 40 | 40 | 55 | 20-35 | 35 | 35-40 | 18-20 | 20 | 30 |
| Malte | 40 | 40 | 55 | 30 | 30 | 45 | 25 | 25 | 25 |
| Venise | 28 | 40 | 40 | 28 | 28 | 32 | 14 | 14 | 21 |
| Trieste | 28 | 40 | 40 | 28 | 28 | 32 | 14 | 14 | 21 |

(Source : Bajot M., Poirré M., *Annales maritimes et coloniales. Partie non officielle*, XIX^ème^ année, II^ème^ série, Paris, Imprimerie royale, 1834)

On le voit bien ici, les cités adriatiques de Venise et Trieste[83] se distinguaient par des quarantaines bien plus réduites que les ports méditerranéens. Cela était probablement dû au fait que la peste n'était plus que rarement présente en Adriatique, depuis 1631. Les ports méditerranéens, qui avaient bien retenu la terrible leçon de 1720[84], adoptaient une règlementation bien plus stricte.

En cette fin de XVIII^ème^ siècle, le Levant et la Barbarie sont considérés comme les seuls foyers endémiques de peste. Les navires provenant de ces ports étaient donc considérés dangereux, et systématiquement assujettis à des quarantaines bien plus longues. Ces dernières étaient fixées par des ordonnances, décidées au gré des informations qui parvenaient aux officiers de santé.

---

[83] Ancône avait également adopté la règlementation vénitienne concernant la quarantaine

[84] Grande année de peste à Marseille

Le tableau suivant, concernant plus particulièrement Venise, montre bien que le règlement était appliqué différemment en fonction du port de provenance des bâtiments, quelques années seulement après le drame du *Grand Saint Antoine* :

Durée des quarantaines à Venise en 1724-1725, selon la provenance des navires (jours)

| Date des Ordonnances | Provenance du navire | | | |
|---|---|---|---|---|
| | Iles ioniennes | Kotor Dubrovnik | Dalmatie (Split, Zadar) | Golfe du Kvarner |
| 30 mars 1724 | 40 | 28 | 21 | 15 |
| 2 septembre 1724 | 40 | 21 | 15 | 7 |
| 6 octobre 1724 | 40 | 15 | 7 | 0 |
| 14 novembre 1724 | 40 | 7 | 0 | 0 |
| 5 janvier 1725 | 15 | 0 | 0 | 0 |

Panzac Daniel, *Quarantaines et lazarets. L'Europe et la peste d'Orient*, Edisud, Aix-en-Provence, 1986, p. 48

Les navires provenant des îles ioniennes[85] étaient assujettis à des quarantaines plus longues. En effet, ces îles étaient considérées suspectes, car plus proches des foyers de peste endémiques de la Morée[86] et de l'Albanie turque. La baie du Kvarner[87] et, dans une moindre mesure, la Dalmatie[88], plus éloignées, bénéficiaient d'une certaine « remise » sur leurs périodes de quarantaine.

---

[85] Archipel constitué de sept îles au large des côtes grecques occidentales

[86] Nom donné au Péloponnèse, du Moyen Âge jusqu'au XIX$^{ème}$ siècle

[87] Baie de la mer Adriatique, située entre l'Istrie et la côte septentrionale de la Croatie

[88] Région littorale de la Croatie et du Monténégro comprenant l'Herzégovine et la Bosnie

On constate également dans ce tableau récapitulatif que les durées de quarantaines diminuent au fur et à mesure que l'on s'éloigne de la date du 25 mai 1724[89], les derniers soupçons pesant tout de même sur les navires en provenance des îles ioniennes jusqu'au début de l'année 1725.

## La procédure de quarantaine

La procédure de la quarantaine, jugée efficace, est restée à peu près la même depuis les premiers règlements sanitaires de la fin du XIV$^{ème}$ siècle. Le navire qui arrive commence par mouiller en rade du port. Le capitaine se dirige alors en canot, sous escorte, vers le lieu où l'attendent les officiers de santé, qui peut être la consigne du port, ou plus prudemment sur un autre canot. Lorsque l'épidémie bat son plein, le premier contact avec le capitaine a de préférence lieu en mer, sous le vent.

Commence alors un interrogatoire à distance respectueuse : le capitaine doit décliner son identité, celle du navire, sa nationalité, les ports de provenance et de destination finale, la nature de la cargaison, l'état de santé de l'équipage et des passagers. Le capitaine est également tenu de raconter dans les moindres détails tous les incidents survenus pendant la traversée, et en particulier les maladies et les décès déclarés à bord.

Une fois l'interrogatoire achevé, le capitaine remet sa patente aux officiers de santé. En période d'épidémie, des précautions supplémentaires sont prises : le document, saisi au moyen de longues pincettes, doit d'abord être purifié. Pour cela, deux techniques pouvaient être employées : la première consiste à tremper le document dans une solution de vinaigre, ce qui élimine tout risque d'infection, mais présente l'inconvénient de détremper l'encre du texte. L'autre technique consiste à « parfumer » le papier, c'est-à-dire le placer au milieu d'une fumée de souffre.

Vers le début du XIX$^{ème}$ siècle, on perforait le document suspect à l'aide d'une sorte de gaufrier, avant de le purifier, ce

89 Date d'entrée du *Grand Saint Antoine* au port de Marseille

qui permettait au produit, liquide ou gazeux, de pénétrer à l'intérieur même du papier[90]. Jusque vers le milieu du XIX$^{ème}$ siècle, on croyait encore fermement aux vertus mystérieuses des odeurs purificatrices et désinfectantes. Les effluves, les vapeurs, les encens, de par leur légèreté, auraient ainsi la capacité de pénétrer jusqu'au cœur des objets les plus anodins, les lettres par exemple, et d'en chasser le principe morbifique. A peu près vers la même époque, on commence à utiliser des cachets portant la mention « Purifié au lazaret ». Apposés au bas d'une lettre, ils authentifiaient le bon état sanitaire d'une cargaison et diminuaient d'autant les durées de quarantaine.

Pendant les périodes d'épidémies, même les lettres diplomatiques étaient fumigées. Toutefois, étant donné le caractère confidentiel de l'opération, la présence d'un consul s'avérait alors nécessaire. Certains monarques trouvaient d'ailleurs là un prétexte pour des pratiques d'espionnage politique[91]. En 1854, le bey de Tunis Ahmed décide de désinfecter systématiquement tout courrier provenant de l'étranger, ce qui lui permettait du coup de jeter un œil sur les correspondances secrètes. Cela lui vaudra d'ailleurs une vigoureuse intervention des consuls occidentaux, furieux de voir leurs lettres manipulées, voire ouvertes à leur insu par les secrétaires du bey[92].

## L'efficacité du système de quarantaine

Mais que valait toute cette agitation autour des navires accostant dans les ports ? Aujourd'hui encore, l'efficacité du système des quarantaines fait l'objet d'un grand débat, entre les inconditionnels du principe quarantenaire, et ceux qui le jugent inutile, nuisible, voire dangereux. Il est vrai qu'il est

---

[90] Pour plus de détails sur ces techniques, voir Meyer Karl Friedrich, *Disinfected mail*, Kansas, Holton, 1962 ; voir également Carnevale-Mauzan Marino, *La purification des lettres en France et à Malte*, Gap, 1960

[91] Knowelden John, *Quarantine and isolation, XV$^{th}$*, *The new encyclopaedia britannica*, Chicago, 1979

[92] Archives Nationales de Tunisie, Série Historique, Dossier n° 66/800/43, Conseil sanitaire du bey, Tunis, 25 juin 1854 ; Archives Nationales de Tunisie, Série Historique, Dossier n° 66/800/45, Conseil Sanitaire du Bey, Tunis, 25 juillet 1854

aujourd'hui difficile de porter un jugement objectif sur une procédure exclusivement basée sur des constats empiriques.

Daniel Panzac s'est livré à un calcul fort intéressant à cet égard : « Au total, de 1716 à 1845, on a relevé 23 navires pestiférés arrivant à Marseille sans que la maladie ne contamine la ville. Pour la même période on a dénombré 11 cas à Venise, 11 à Livourne, 18 à Malte et 6 autres dans 6 autres ports soit, en y incluant Marseille, 69 navires pestiférés arrivant en 130 ans dans les ports d'Europe occidentale. Sur ce total, trois, un à Messine en 1743, un à Malte en 1813 et le « Grand Saint Antoine » à Marseille en 1720, ont vu leur peste sortir du lazaret et contaminer la ville. Dans 66 cas sur 69, soit 96%, le système a rempli son office[93] ». Statistiques sans appel, les quarantaines étaient donc efficaces ?

Nous avons repris les notes du Docteur Bartoletti, annotées par le Docteur Antoine Sulpice Fauvel, qui avait été le délégué du gouvernement français lors de la conférence sanitaire internationale de Constantinople de 1866. Il s'agit d'un tableau indiquant le nombre des quarantenaires admis dans les principaux lazarets ottomans pendant l'épidémie de choléra de 1865, avec le nombre de cas de choléra. L'intérêt de ces chiffres est que le médecin distingue le moment de la déclaration de la maladie, c'est à dire avant ou pendant le séjour dans le lazaret :

Tableau indiquant le nombre des quarantenaires admis dans les principaux lazarets ottomans pendant l'épidémie de choléra de 1865, avec le nombre de cas de choléra et celui des décès qui y ont été observés

| Lazaret | Nombre des quarante naires | Attaques développées avant l'entrée au lazaret | Attaques dévelop pées dans les lazarets | Nombre total des attaques | Nombre des décès dans les lazarets |
|---|---|---|---|---|---|
| Dardanelles | 2 268 | 16 | 6 | 22 | 15 |
| Smyrne | 1 701 | 0 | 14 | 14 | 9 |
| Salonique | 4 257 | ? | ? | 265 | 122 |
| Volo | 2 265 | 5 | 57 | 62 | 23 |
| Beyrouth | 3 200 | ? | ? | 30 | 15 |
| Chypre | 1 199 | 19 | 3 | 22 | 7 |
| Crète | 778 | 3 | 11 | 14 | 10 |
| Benghazi | 812 | 0 | 1 | 1 | 1 |
| Trébizonde | 5073 | 1 | 20 | 21 | 19 |

93 Panzac (D.), « Politiques anciennes et maladies nouvelles : la difficile adaptation de la politique sanitaire au XIXème siècle », in *Bulletins et mémoires de la Société d'anthropologie de Paris, nouvelle série*, 1998, tome X, 1-2, p. 56

| | | | | | |
|---|---|---|---|---|---|
| Samsoun<br>Bourgas | 3 170<br>1 096 | 18<br>5 | 6<br>0 | 24<br>5 | 12<br>5 |
| Totaux | 25 819 | 67 | 118 | 480 | 238 |

(Source : Fauvel Antoine Sulpice, *Le choléra. Etiologie et prophylaxie. Exposé des travaux de la conférence sanitaire internationale de Constantinople*, Paris, J.-B. Baillière et fils, 1868, p. 202)

Ce que l'on peut retenir de ces chiffres, c'est le risque élevé pour un individu sain mis en quarantaine, de contracter le choléra pendant son séjour au lazaret. En effet, si on exclut les lazarets de Salonique et Beyrouth, pour lesquels les données sont incomplètes, on constate que, sur 185 cholériques, 118, soit 64% de l'effectif total, semblent être entrés en contact avec le bacille pendant qu'ils effectuaient leur quarantaine.

Certains lazarets étaient particulièrement dangereux, tels celui de Benghazi, Trébizone ou Volo, dans lesquels le risque de tomber malade pendant la quarantaine était dangereusement élevé, supérieur à 90%. Etant donné le mode de transmission particulier de *vibrio cholerae*[94], l'infection se produisait très probablement dans les latrines du bâtiment : le virus se transmettait au travers des déjections des cholériques, d'où l'expression « risque fécal » pour désigner le choléra.

Il n'est toutefois pas possible d'établir ici un quelconque lien entre l'encombrement du lazaret et le risque nosocomial[95] : le « petit » lazaret de Crète présente un risque d'infection de 78%, tandis que celui de Samsoun, qui aura accueilli plus de 3 000 voyageurs, présente un risque bien plus faible, tout de même de l'ordre de 25%.

Nous manquons de données chiffrées fiables pour en tirer des conclusions. Le rapport du Docteur Fauvel précise toutefois que « L'office des Dardanelles, seul, a fourni sur ce point presque tous les renseignements désirables. Nous y voyons qu'il y eut jusqu'à 900 quarantenaires enfermés à la fois dans le

---

94 Bacille du choléra

95 Que le lecteur me pardonne l'usage de cette expression anachronique, qui signifie aujourd'hui le risque de contracter une infection dans un hôpital. Plus généralement, selon la définition hygiéniste, une infection est considérée nosocomiale si elle n'existait pas au moment de l'admission du patient dans une institution sanitaire

lazaret : ce qui constitue un encombrement considérable, eu égard à la capacité de l'établissement.

Dans cet état de choses qui ne permettait pas d'isoler convenablement les unes des autres les différentes catégories de contumaces, il n'y eut cependant, sur 2 286 quarantenaires, du 29 juin jusque dans les premiers jours d'août, que 6 attaques de choléra développées dans le lazaret. Néanmoins, comme il sera dit plus bas, la maladie se propagea de cet établissement à la ville et y fit de cruels ravages[96] ».

Cette dernière remarque de Fauvel pose encore une fois le problème de la dangerosité du lazaret pour la population locale, qu'il est justement censé protéger. C'est la raison pour laquelle l'établissement devait être suffisamment éloigné des agglomérations. De nombreuses lois interdisaient par ailleurs aux gens de s'approcher trop près des lazarets, et encore plus d'y pénétrer.

Un grand débat agite aujourd'hui les historiens des sciences sur la place occupée par les quarantaines dans l'histoire de la médecine. Peut-on raisonnablement considérer, d'une manière ou d'une autre, les procédures de quarantaine comme une manière de soigner ?

## Soigner ?

Nous l'avons suffisamment répété tout au long de ces pages, la quarantaine n'a point pour objet de soigner des personnes malades, mais plutôt d'isoler les voyageurs inconnus, donc potentiellement dangereux du reste de la population, supposée saine. Toutefois, si on se réfère au Littré, on apprend que le verbe « guérir », apparu au II$^{ème}$ siècle après J. C., est dérivé du Francique « warjan », signifiant défendre, protéger, garantir. Le verbe allemand « wehren » est de même origine[97].

La quarantaine, qui consistait à protéger les populations saines, participerait donc d'une manière ou d'une autre, à

---

[96] Fauvel Antoine Sulpice, *Le choléra. Etiologie et prophylaxie. Exposé des travaux de la conférence sanitaire internationale de Constantinople*, Paris, J.-B. Baillière et fils, 1868, p. 203

[97] Starobinski Jean, *Guérir*, in *Dictionnaire de la pensée médicale*, Paris, Presses Universitaires de France, 2004, p. 546

soigner, ou du moins à anticiper et prévenir la maladie. D'autant plus que, comme le souligne Jacques Lambert, « La tradition hippocratique (V-IV$^{e}$ avant J.-C.) amplifiée et codifiée par Claude Galien (130-201) englobe l'art de conserver la santé dans l'ensemble du savoir médical, à côté des arts de la connaître, de savoir ce qui l'entrave et de la rétablir[98] ». Reconnaissons donc à la procédure quarantenaire le mérite de conserver la santé.

Par ailleurs, le système de quarantaine, dans son ensemble, suppose que les officiers sanitaires ont l'obligation de porter assistance à ceux qui sont atteints du mal. Joseph Nicolas Fort, intendant semainier du lazaret de Marseille, a ainsi rédigé l'*Instruction pour les intendants de la santé sur les usages et coutumes du bureau*, sorte de protocole destiné au personnel, et dont les articles VI à XI énoncent :

« VI. Si quelque Passager, Matelot, ou quelque Porte-faix à la garde des Marchandises dans le tems de sa quarantaine vient à être atteint de maladie de Peste, il sera transporté dans une des Cazernes du petit enclos, duquel le Capitaine du Lazaret gardera les clefs, pour y être traité par un Chirurgien que le Bureau lui donnera, celui du bord du Bâtiment étant à préférer à tous les autres ; sera mis un Gardien auprès dudit malade pour en avoir soin ; & sera visité une fois par jour par le Chirurgien du Bureau, pour y ordonner les remedes nécessaires, dont il en fera rapport à l'Intendant semanier ; le tout aux frais des Bâtiments sur lesquels lesdits malades seront venus, ou des Marchandises qu'ils auront aportées, si c'est un Porte-faix qui tombe dans cette maladie.

VII. Les remedes & les vivres necessaires pour ledit malade & pour les personnes qui en auront soin, leur seront remis d'une distance de dix pas éloignées de la Cazerne, en presence de l'Intendant semanier & en son absence du Capitaine de Lazaret.

VIII. Il sera fait du feu deux fois par jour avec du bois aromatique dans la chambre du malade, & tous les linges ou Chifons qui auront servi à le penser seront brûlez hors la Cazerne tous les soirs.

---

98 Lambert Jacques, *Hygiène*, in *Dictionnaire de la pensée médicale*, Paris, Presses Universitaires de France, 2004, pp. 604-605

IX. Le Chirurgien qui sera mis auprès du malade trempera dans du vinaigre les instruments dont il se servira toutes les fois qu'il l'aura pansé, & après la guerison du malade, ou de sa mort, les mêmes fers & Instruments seront passez au feu en presence de l'Intendant semanier.

X. Après la guerison du malade, on lui fera faire dix jours de la quarantaine, aussi bien qu'aux personnes qui auront été avec lui enfermées, & leur sera donné pendant ce tems trois parfums : La Cazerne dudit malade sera parfumée à porte fermée, & ne sera ouverte qu'après que la fumée y aura resté vingt-quatre-heures.

XI. Avant que donner l'entrée au malade on lui donnera un parfum tout nud, on le laissera dans la Cazerne un peu plus long tems qu'à l'ordinaire, & en sortant il prendra des nouveaux habits qui lui seront aportez de la Ville, & ceux qu'il avoit à son usage aussi bien que les hardes, seront brûlez de même que les balieures[99] qu'il aura dans la Cazerne[100] ».

Même si les lazarets n'ont jamais fait l'objet d'une médicalisation, ni au niveau de leur équipement ni à celui de leur personnel, on soigne les gens dans les lazarets, tout de même[101]. Par humanité ? Plus probablement pour contrôler la contagion : guérir l'étranger, pour éviter qu'il propage le mal dans la cité. Et si l'étranger décède, faire en sorte que la dépouille ne représente pas un danger pour les vivants. Car la mort ne saurait mettre fin à la procédure de quarantaine.

## *Post-mortem*

Le traitement des corps des personnes décédées au cours de leur quarantaine, à l'intérieur même du lazaret, pose problème. A ce propos, Daniel Panzac rapporte un dialogue fort intéressant entre deux médecins qui marqueront le milieu du

---

[99] Dérivé de Balayure, ordures ramassées avec le balai. Par extension, déchets divers

[100] Fort Joseph Nicolas, *Instruction pour les intendants de la santé sur les usages et coutumes du bureau*, Marseille, 23 juillet 1716

[101] Notons que les frais médicaux sont systématiquement imputés sur l'armateur

XIXème siècle, les Docteurs Grassi, fervent contagionniste, et Antoine Barthélémy Clot, plus connu sous le nom de Clot-Bey, champion du non-contagionnisme[102].

Voici leurs arguments, à propos du caractère contagieux du cadavre du pestiféré : « [Grassi :] Les cadavres des pestiférés ne sont point des centres d'infection ; dès que la vie est éteinte, tout émanation cesse… [Clot-Bey :] M. Grassi établit que les cadavres ne donnent pas la peste. Décidément ce médecin est grand partisan des vieux adages ; il accepte et proclame celui de « Morte la bête, mort le venin »… Le fait en lui-même est matériellement faux[103] ».

Et de fait, dans le processus de quarantaine, le corps sans vie est aussi suspect que le vivant. Partant du fait généralement admis que le principe contagieux ne s'éteint guère avec la mort d'un être vivant, il était important de maintenir l'isolement *post-mortem*.

L'*Instruction pour les intendants de la santé sur les usages et coutumes du bureau* stipule ainsi ce qui suit : « Lorsqu'un malade atteint de la Peste viendra à mourir sur l'Isle de Jarre, il y sera enseveli dans la chaux vive, pour y faire promptement consommer le cadavre ; & les hardes seront brûlées pour qu'il ne reste aucun vestige, & en ce cas la quarantaine des Passagers, des Bâtimens & des Marchandises sera prolongée ainsi que le Bureau le jugera à Propos[104] ».

Aujourd'hui encore, après le décès d'un malade en quarantaine, la dépouille reste soumise à un isolement, comme en attestent les nombreux textes réglementant la gestion des cadavres dans la plupart des pays. Ainsi, en France, l'arrêté du 17 novembre 1986 énonce en son article premier que :

---

[102] Antoine-Barthélemy Clot[102], médecin du Pacha Mohamed Ali, avait mis sur pied une commission consulaire de santé. Fervent anti-contagionniste, il ne croyait guère en l'efficacité des quarantaines et des lazarets, qu'il avait critiqués férocement tout au long de sa carrière. Pour plus de détails, voir Clot Antoine-Barthélemy, *De la peste observée en Égypte : recherches et considérations sur cette maladie*, Paris, Fortin Masson et c[ie], 1840, pp. 410-413

[103] Panzac Daniel, *Quarantaines et lazarets. L'Europe et la peste d'Orient*, Aix-en-Provence, Edisud, 1986, p. 146

[104] Fort Joseph Nicolas, *Instruction pour les intendants de la santé sur les usages et coutumes du bureau*, Marseille, 23 juillet 1716

« Doivent être déposés en cercueil hermétique équipé d'un système épurateur de gaz, immédiatement après le décès et avant la sortie de l'établissement en cas de décès à l'hôpital, les corps des personnes décédées : de variole autres orthopoxviroses ; de choléra ; de charbon ; de fièvres hémorragiques virales[105] ».

L'article 2 du même arrêté précise ensuite que « La pratique de soins de conservation est interdite sur les corps des personnes décédées de l'une des maladies énumérées à l'article I^er^. Ces dispositions ne font pas obstacle à la pratique des autopsies à visées scientifiques dans les établissements agréés à cet effet figurant sur une liste établie par le ministère chargé de la santé. Il convient de respecter les précautions qui s'imposent en matière d'hygiène et de désinfection du local d'autopsie. Le transfert du corps, mis en bière dans les conditions prévues à l'article premier, dans un autre cercueil, n'est pas autorisé[106] ». La plupart des autres pays membres de l'organisation Mondiale de la Santé (OMS) ont adopté des dispositions similaires, permettant de réduire la contagiosité *post-mortem*.

Aujourd'hui, les protocoles modernes des institutions sanitaires dans le monde prévoient en outre des consignes strictes à l'égard du personnel entré en contact avec la dépouille d'une personne décédée d'une maladie contagieuse, telles que l'emploi de gants pour la toilette, l'évacuation des déchets et du matériel jetable utilisé pour la toilette, la décontamination de l'eau souillée de la toilette avant son évacuation dans le vidoir, la décontamination, le nettoyage et la désinfection de tous les instruments réutilisables par le service funéraire.

Autant de précautions qui visent à protéger le personnel hospitalier de la transmission des virus, et en particulier les personnes amenées à manipuler les cadavres contaminés. Si ces dispositions peuvent avoir un certain effet en présence d'un cas individuel, la question se pose de savoir dans quelle mesure ces

---

105 Arrêté du 17 novembre 1986 fixant la liste des maladies contagieuses portant interdiction de certaines opérations funéraires prévues par le décret n° 76-435 du 18 mai 1976 modifiant le décret du 31 décembre 1941

106 Arrêté du 17 novembre 1986 fixant la liste des maladies contagieuses portant interdiction de certaines opérations funéraires prévues par le décret n° 76-435 du 18 mai 1976 modifiant le décret du 31 décembre 1941

consignes peuvent être appliquées en cas d'épidémie, ou dans un hôpital de brousse. Lors des récentes épidémies d'Ebola, la gestion des dépouilles dans les villages avait ainsi posé d'énormes problèmes logistiques et culturels.

# Chapitre III

# LA QUARANTAINE DES OBJETS

Nous avons eu l'occasion de le souligner *supra*, la procédure de quarantaine ne concernait pas seulement les êtres humains, puisque même les objets étaient suspectés de transporter des « principes morbifiques ». Les vêtements des passagers et des membres de l'équipage, ainsi que les marchandises transportées à bord étaient ainsi astreints à un isolement pendant des durées plus ou moins longues, avant d'être reconnus inoffensifs pour la santé des personnes saines.

Même les navires étaient mis en quarantaine, et désinfectés de la cale jusqu'au pont, avant d'être autorisés à accoster au port. Comme pour les êtres humains, une classification était opérée entre les objets, selon des critères plus ou moins rigoureux, à défaut d'avoir une base scientifique.

## Les objets contumaces

En général, quelle que soit la nature de la patente, nette, soupçonnée ou brute, la quarantaine des marchandises dure quasiment deux fois plus que celle des passagers et de l'équipage. Lors de l'épidémie de peste qui frappe Nimègue[107] en 1636-1637, le médecin hollandais Isbrand de Diemerbroeck insiste sur le rôle de « transporteur et conservateur de virus » que jouent les vêtements, et plus particulièrement ceux de lin ou de laine.

Le principe apparemment reconnu par tous était que les surfaces rugueuses « accrochaient » les animalcules responsables des maladies. L'empirisme de la médecine du XVII$^{ème}$ siècle avait tout de même des fondements valides, car

[107] Ville située dans l'est des Pays-Bas

on sait aujourd'hui que *Yersinia pestis*[108] survit longtemps sur tous les milieux organiques comme la laine ou les crachats[109].

Les vêtements présentent donc, non seulement la caractéristique de conserver longtemps leur « principe contagieux », également celle de pouvoir le transmettre à distance. Partant du fait que les personnes chargées de laver le linge des pestiférés - on ne le savait pas encore, mais il est vrai que les vêtements abritaient les puces - étaient assez souvent atteints de peste, le médecin et anatomiste néerlandais Isbrand de Diemerbroeck déplore l'habitude qu'avaient les familles indigentes de vendre les effets des pestiférés après leur mort[110].

On savait depuis longtemps déjà, en tous les cas bien avant les découvertes fondamentales d'Alexandre Yersin sur l'épidémiologie de la peste[111], que les marchandises, particulièrement les tissus, étaient un vecteur probable de la maladie. C'est pourquoi les quarantaines pouvaient être décrétées autant sur les êtres humains que sur les marchandises.

On apprend ainsi, dans le *Dictionnaire des sciences médicales* de 1820, que « ...les miasmes s'attachent à tous les corps poreux, à toutes les étoffes de laine, de soie, de colon et de fil ; aux plumes, aux poils, aux cheveux, au papier ; enfin, à tous les tissus formés de substances animales ou végétales, et à ces substances dans leur état brut.

Dans une note qui m'a été communiquée par le bureau de santé de Marseille, il est dit *Qu'il est reconnu qu'il est des objets, tels que le bois, les métaux, les denrées, les drogueries, qui ne sont pas susceptibles de retenir les miasmes pestilentiels, si toutefois il n'y est attaché aucun objet contumace tel que laine, coton, étoffes, etc. ; que les plantes ne les communiquent pas, mais qu'ils s'attachent sur les odeurs odorantes, lesquelles*

---

[108] Bacille de la peste, du nom du bactériologiste franco-suisse Alexandre Émile John Yersin

[109] Barry (S.) et Gualde (N., « La troisième pandémie de peste et les épidémies contemporaines : une nouvelle menace planétaire ? », in *Actes du XIV*$^{ème}$ *Colloque National de Démographie, Démographie et santé, Bordeaux, 2007*, 2010, CUDEP (Conférence Universitaire de Démographie et d'Étude des Populations), p. 364

[110] De Diemerbroeck Isbrand, *De peste libri*, IV, Nymègue, Arenaci 1646

[111] En juin 1894, le bactériologiste franco-suisse Alexandre Émile John Yersin identifie le bacille de la peste à Hong Kong

*ont occasionné plusieurs accidents fâcheux dans le Levant.* Je remarquerai pourtant, relativement aux métaux, que la crasse dont ils peuvent être couverts, principalement les pièces de monnaie, doit faire une exception et les rendre suspects ; il en est de même du bois, excepté qu'il soit vernissé.

On assure dans le Levant que le pain ne peut point porter la peste, et on n'use d'aucune précaution sur cet article ; mais on a observé le contraire, pour le pain frais, au Lazaret de Marseille, et surtout pour celui qui est encore chaud : aussi est-il un objet de précaution dans cet établissement[112] ».

Les connaissances empiriques du XIX$^{ème}$ siècle étaient totalement infondées, puisque les miasmes ne faisaient que traduire une connaissance encore très hypothétique des maladies contagieuses. Toutefois, on savait déjà que « quelque chose de malin », un *contagium vitum*[113] - qui se révèlera plus d'un siècle plus tard, être *Xenopsylla cheopis* - pouvait se nicher entre les fibres des tissus.

La crasse est également incriminée, rendue responsable de « retenir » le principe pesteux, comme l'écrit Pierre-Honoré Roux[114] dans ses *Précautions à prendre pour se préserver de la peste* : « Les métaux et les ouvrages en fer et le fer non ouvré ne sont pas contumaces, mais ils le deviennent s'ils sont sales, ainsi, il faut les recevoir dans le vinaigre ; le bois à brûler coupé avant la peste peut être reçu sans peine parce que le bois n'est pas contumace, mais s'il vient d'être coupé par un pestiféré il faut le faire sereiner[115] à cause de la sueur ou crasse du fendeur, et recevoir au vinaigre un instrument en bois présumé crasseux, rien n'est plus contumace que la crasse : ainsi, en temps de peste, il faut user de linge propre et prendre des bains…[116] ».

---

[112] Adelon et al., *Dictionnaire des sciences médicales, par une société de médecins et de chirurgiens*, Tome quarante-unième, Paris, Panckoucke, 1820, p. 108

[113] Particule animée

[114] Citoyen marseillais, dont le frère fut l'un des co-auteurs du Règlement de 1716

[115] Au sens d'aérer. Prendre ici le mot « serein » au sens de « exempt de trouble »

[116] Carrière Charles, Courdurié Marcel, Rebuffat Ferréol, *Marseille ville morte. La peste de 1720*, France, Autres temps, 2008, p. 144 ; pour plus de détail sur l'histoire sociale de la crasse, nous recommandons l'excellent

Les objets lisses, tels que le métal ou le bois verni, étaient considérés comme neutres, comme si les « principes morbifiques » glissaient sur leur structure. Au contraire, les surfaces poreuses, rugueuses, poilues, ou enduites de substances poisseuses étaient réputées retenir les germes… Cela n'était pas complètement dénué de sens, puisqu'on commence à se rendre compte des méfaits de la vermine sur la santé. Les objets étant incriminés, il fallait les décontaminer.

## La désinfection des marchandises

Il existait diverses manières de purifier les objets contaminés, et en particulier les marchandises, les vêtements ou le courrier. Le docteur Grassi nous donne un aperçu des connaissances empiriques à ce sujet, dans les années 1840 : « Le feu est le plus prompt et le plus sûr, mais il n'est que rarement praticable dans les lazarets[117] ; on ne l'emploie que dans les cas désespérés, lorsqu'il convient d'opposer un léger dommage particulier à un grand malheur général…

L'eau est aussi un excellent dépuratif… Deux jours d'immersion dans l'eau bouillante suffisent, je crois, pour détruire le germe pestilentiel, même dans une chemise qui aurait été revêtue par un pestiféré…

L'air sans doute est le désinfectant auquel on doit donner la préférence ; son action, quoique lente, est également sûre, même sur les objets poreux et chauds, tels que la laine, le coton, les peaux, la soie, l'amadou[118],… Dans tous les cas, l'exposition pendant vingt à trente jours, à une bonne ventilation où l'air puisse pénétrer, est, je crois, suffisante…

Je n'admets pas la nécessité de parfums avec les plantes aromatiques ; je les crois plus propres à corrompre l'air qu'à détruire le germe de la peste… L'emploi du chlore produit au

---

ouvrage de Vigarello Georges, *Histoire des pratiques de santé. La sain et le malsain depuis le Moyen Age*, Paris, Seuil, 1999

[117] Probablement du fait des risques d'incendie

[118] Substance spongieuse provenant du chêne, du peuplier, du saule ou du frêne, préparée pour prendre feu aisément ; remplacé au milieu du XIX$^{ème}$ siècle par une sorte de coton traité

moyen de l'acide sulfurique versé sur du chlorure de chaux dissous dans l'eau simple, me paraît le plus efficace[119] ».

On le constate bien ici, les diverses techniques de purification recommandées restent très fortement influencées par l'antique théorie des humeurs[120]. Même en ce milieu de XIX^ème^ siècle, Hippocrate reste très présent dans les esprits des médecins !

C'est ainsi que, au plus fort de la grande épidémie de peste de Marseille de 1720, un arrêt du Conseil d'Etat du Roi, daté du 14 septembre, interdit la sortie de toute marchandise au-delà des limites de la Provence, sous peine de mort. Exception est faite pour les poissons secs ou salés, les olives, les câpres, les fruits, les huiles, les vins, les épices, les parfums, la soude et le savon, qui sont tout de même assujettis à une quarantaine de quarante jours[121].

Des mesures similaires sont prises dans le Gévaudan, touché de plein fouet par la peste entre 1721 et 1722 : une ordonnance royale est émise à cette occasion, car la région produit et exporte de grandes quantités de tissu : « ...que toutes les étoffes fabriquées en Gévaudan, qui avoient été transportées dans les villes et lieux de ce pays, et dans tous ceux de nôtre département, seroient mises en quarantaine et à l'évent : et par les ordres qui ont été donnés... pour bloquer la Canourgue et Correjac, par des troupes... de manière qu'il ne peut y avoir aucune communication avec les habitans, et qu'il n'en pourra sortir aucunes étoffes ny marchandises, pendant qu'il y aura soupçon de mal contagieux...

Toutes les étoffes partant dudit Gévaudan... sans certificats des consuls et bureaux de santé des lieux du départ, seront arrêtées par les gardes aux passages et brûlées sans formalité à

---

119 Panzac Daniel, *Quarantaines et lazarets. L'Europe et la peste d'Orient*, Aix-en-Provence, Edisud, 1986, pp. 148-149

120 Selon cette théorie, le corps humain serait constitué de quatre éléments fondamentaux : l'air, le feu, l'eau et la terre. Ces éléments, qui possèdent chacun une qualité spécifique, doivent coexister en équilibre pour que le corps soit en bonne santé. La maladie est donc perçue comme la conséquence d'un déséquilibre entre les quatre éléments

121 Carrière Charles, Courdurié Marcel, Rebuffat Ferréol, *Marseille ville morte. La peste de 1720*, France, Autres temps, 2008, p. 102

la diligence des consuls et bureaux de santé[122] ». Les certificats de santé, qui avaient connu un certain succès pour se prémunir des contagions humaines, avaient ainsi été étendus aux marchandises.

Avant la quarantaine proprement dite, les marchandises pouvaient être assujetties à la « sereine », c'est-à-dire exposées sur le pont même du navire, pour une première aération. Après cette purification, la cargaison est débarquée dans le lazaret pour y subir sa quarantaine. La sereine durait généralement un à trois jours pour une patente suspecte, mais pouvait s'étendre jusqu'à six jours en cas de patente brute[123].

Notons ici que la pratique de la sereine n'était point spécifique à la marine ; elle était également d'usage au sein des foyers, car on pensait que l'air « stagnant » se chargeait peu à peu d'exhalaisons, qui finissaient par constituer une masse d'air pestilentielle. Celle-ci retenait alors les « émanations morbifiques », à la manière d'une éponge. La ménagère qui aère sa maison aujourd'hui ne ferait donc que reprendre les vieilles pratiques de sereine.

On avait donc l'obsession d'aérer, ce qui n'était pas forcément une bonne chose. En atteste la mésaventure racontée par l'auteur du *Dictionnaire des sciences médicales* de 1820 : « M. le secrétaire-général de l'administration de santé de Marseille m'a raconté à ce sujet un fait dont il a été lui-même témoin dans le Levant : dans la maison de commerce où il était employé, un des commis, revenant de la ville, quitta, en rentrant, son habit, comme il est d'usage en temps de peste, et l'étendit sur des arbres dans le jardin, pour le faire sereiner ; la demoiselle de la maison, qui se promenait dans le jardin, passa par mégarde contre cet habit et le toucha.

En montant dans la salle où se trouvait celui qui m'a raconté cet événement, elle se plaignit d'un grand mal de tête et d'un frisson le long de l'épine du dos. Bientôt se manifestèrent tous les symptômes de la peste, dont elle mourut, tandis que le

---

[122] Pour plus de détail, voir l'excellente thèse de médecine du Docteur Stephan François, *La dernière peste en Gévaudan (1720-1722)*, Université Pierre et Marie Curie, Faculté de médecine Pitié-Salpêtrière, Paris, 1987

[123] Bajot M., Poirré M., *Annales maritimes et coloniales. Partie non officielle*, XIXème année, IIème série, Paris, Imprimerie royale, 1834, p. 488

commis n'eut aucun mal[124] ». En frôlant les effets du commis, la malheureuse avait probablement été piquée par une puce infectée, ce qui conduisit à l'issue fatale. Retenons donc ici que certains objets peuvent effectivement être encore plus dangereux que des êtres humains ou des animaux.

Le chimiste et politicien français Louis-Bernard Guyton-Morveau finira d'ailleurs par remettre en question la procédure des sereines, dès le début du XIX$^{\text{ème}}$ siècle : « Mon intention n'est pas non plus de faire regarder comme superflues les mesures de précaution sagement établies, sous les noms de *Sereine à bord et d'évent* d'après lesquelles, à l'arrivée des navires suspects, on exige que les hardes de l'équipage et les marchandises susceptibles soient exposées à l'air plusieurs jours, même avant d'être transportées au lazaret pour entrer en quarantaine.

Mais on entend répéter tous les jours que l'air pur décompose les levains morbifiques ; il est bon de rechercher quel est le fondement de cette tradition, afin de déterminer, un peu plus rigoureusement qu'on ne l'a fait jusqu'à présent, la mesure de confiance que l'on peut accorder à ce mode de purification suivant les différentes circonstances[125] ».

Une fois la sereine effectuée, les marchandises sont débarquées dans les entrepôts du lazaret. Elles y sont enfermées sous bonne garde, pour plusieurs raisons : d'abord, pour éviter les vols. Par ailleurs, des portefaix sont enfermés avec les marchandises, afin d'éviter qu'ils répandent la maladie au cas où ils seraient infectés. Ils doivent manipuler les marchandises bras nus, ce qui est un moyen supplémentaire de vérifier la présence de la peste[126]. En effet, si rien ne se passe, cela prouve que la marchandise est indemne. Si des hommes tombent malade, cela renforce alors la suspicion envers la cargaison.

---

[124] Adelon et al., *Dictionnaire des sciences médicales, par une société de médecins et de chirurgiens*, Tome quarante-unième, Paris, Panckoucke, 1820, pp. 108-109

[125] Guyton-Morveau Louis-Bernard, *Traité des moyens de désinfecter l'air, de prévenir la contagion et d'en arrêter les progrès*, Paris, Bernard, 1802, pp. 284-285

[126] Panzac Daniel, *Quarantaines et lazarets. L'Europe et la peste d'Orient*, Aix-en-Provence, Edisud, 1986, p. 48

Curieuse façon de protéger les citoyens, que d'en sacrifier quelques-uns !

Daniel Panzac décrit la manière dont les marchandises sont purifiées pendant leur séjour au lazaret, procédure codifiée que l'on désigne sous le nom de *purge* : « Les matières premières textiles brutes, coton, laine, poil de chèvre, de chameau, etc. se présentent sous forme de balles enveloppées d'une toile cousue ou serrée par des liens. Ces balles, entreposées dans les cours ou sous les hangars selon la saison, sur le sol ou, à Marseille, sur des bancs de pierre, sont défaites. Leur contenu, mis en tas, « en gerbier[127] », est fréquemment remué par les portefaix qui doivent de surcroît y plonger les bras jusqu'à l'épaule, toujours dans le but de déceler la maladie !

Les textiles, filés ou tissés, les couvertures, les tapis sont également dépliés et déroulés ainsi que les fourrures, que l'on craint tout particulièrement. La purge consiste donc à chasser les miasmes épidémiques en s'aidant du vent et des courants d'air.

Le tabac est également exposé à l'air, cependant que la cire et les produits similaires sont abondamment lavés. Les animaux vivants, dont le trafic est localement important, surtout à Malte où ils disposent d'un enclos particulier[128], sont lavés à plusieurs reprises à l'eau vinaigrée. Les produits alimentaires, réputés non-susceptibles et plus fragiles, restent à bord[129] ».

On le voit bien ici, les portefaix sont particulièrement exposés au risque d'être piqués par *Xenopsylla cheopis*[130], et c'est bien malgré eux qu'ils sont souvent les premiers à informer les officiers de santé de la présence du mal dans la cargaison. Jean-Noël Biraben écrit d'ailleurs à ce propos : « Par ailleurs, si en Europe, les débardeurs des ports sont, en principe, actifs, donc rarement malades lors qu'ils viennent à leur travail, il n'en est pas de même dans les ports du Proche Orient où ils

---

127 C'est-à-dire entassé sous la forme d'une meule de foin plus ou moins haute, selon la hauteur du plafond

128 Le lazaret de Malte avait ceci de particulier, qu'il comportait un vaste chenil destiné spécifiquement à la quarantaine des chiens

129 Panzac Daniel, *Quarantaines et lazarets. L'Europe et la peste d'Orient*, Aix-en-Provence, Edisud, 1986, pp. 48-49

130 Puce du rat, vecteur du bacille de la peste

dorment souvent sur les ballots de tissus, et y meurent parfois lors qu'ils sont malades de la peste[131] ». En temps de peste le métier de portefaix se révélait quasiment aussi dangereux que celui de corbeau[132].

Une fois que la marchandise a achevé sa quarantaine, elle est sommairement réemballée et réembarquée, pour être débarquée dans le port dont dépend le lazaret. Si la destination finale de la cargaison est un port éloigné, la marchandise est réemballée d'une manière beaucoup plus soignée, afin d'éviter sa détérioration pendant le reste du voyage[133].

En ce qui concerne les quarantaines des bagages, la responsabilité du capitaine est engagée dès l'embarquement des passagers. En effet, outre la vérification de l'état de santé des personnes qui embarquent, le capitaine doit vérifier avec soin que les passagers n'emportent pas dans leurs bagages des effets susceptibles de menacer la santé des autres passagers : « Ces divers corps, susceptibles d'attirer les miasmes et de se les attacher, sont aussi dangereux par la promptitude avec laquelle ils les communiquent, que par la durée du temps qu'ils peuvent les conserver.

On sait que des cordes, des couvertures, et autres objets qui avaient servi à des pestiférés, et qui avaient été oubliés dans des endroits obscurs, ont encore communiqué la contagion plusieurs années après. Il suffit d'avoir touché, même légèrement, ces corps inanimés, qu'en terme de santé on nomme contumaces, pour gagner la peste ; et ils sont même plus dangereux que les personnes. Un homme dont les vêtemens auront touché ces

---

131 Biraben (J.-N.), « L'épidémiologie de la peste en question », in *Actes du XIVème Colloque National de Démographie, Démographie et santé, Bordeaux, 2007*, CUDEP (Conférence Universitaire de Démographie et d'Étude des Populations), 2010, p. 379

132 Personnes chargées du transport des cadavres des pestiférés vers les cimetières. Il s'agissait souvent de bagnards à qui on promettait la liberté en échange de cette dangereuse mission

133 Panzac Daniel, *Quarantaines et lazarets. L'Europe et la peste d'Orient*, Aix-en-Provence, Edisud, 1986, p. 49

corps infectés, peut porter sur lui la peste, et la communiquer aux autres sans le savoir[134] ».

Il était ainsi d'usage que le capitaine s'assure de l'absence d'objets contumaces à bord, comme nous l'apprend le volume XIII du *Journal de jurisprudence commerciale et maritime* : « Le capitaine doit s'assurer par lui-même, avant l'embarquement, indépendamment de la déclaration qui lui est faite par les passagers, que les effets et marchandises embarqués par ceux-ci ne contiennent aucun objet contumace. En conséquence, et lorsque le capitaine a négligé cette précaution, le surcroît de quarantaine imposé au navire au lieu de l'arrivée, à raison des objets contumaces trouvés dans les marchandises ou effets d'un passager, doit être attribué à la faute du capitaine et demeurer à sa charge, sans recours contre les passagers[135] ».

Nous avons trouvé trace d'un retentissant procès intenté par le capitaine d'un navire à propos de cette obligation de refuser l'embarquement des objets contumaces. Il s'agit du procès Fillol contre Meunier, clos le 25 février 1833. Voici les faits : le capitaine Fillol, commandant le brick français *Tibre*, à destination de Marseille, embarque à Alger le dénommé Meunier, serrurier de son état, avec ses bagages, dont deux caisses limes. A l'arrivée à Marseille, les visiteurs de la santé fouillent les bagages, et trouvent dans les effets de Meunier, plusieurs objets contumaces. Ils décident alors de soumettre le bâtiment à un surcroît de quarantaine de dix jours.

Le 19 février 1833, le capitaine Fillol assigne le sieur Meunier devant le tribunal de commerce de Marseille, à fins de remboursement des frais de quarantaine pendant ces dix jours supplémentaire, et des dommages causés au navire par le retard de sa libre entrée, à savoir :

« 1° Pour droits payés à l'administration de la santé.........................................................F. 116

[134] Adelon et al., *Dictionnaire des sciences médicales, par une société de médecins et de chirurgiens*, Tome quarante-unième, Paris, Panckoucke, 1820, pp. 108-109

[135] Girod et Clariond, *Journal de jurisprudence commerciale et maritime*, Volume XIII, 2ème partie, Marseille, Marius Olive, 1833, pp. 27-28

2° Pour la nourriture de l'équipage, pendant les dix jours, au nombre de huit personnes, plus de quatre passagers et deux gardes de santé........................................ F. 200

3° Pour les salaires de l'équipage pendant le même temps...................................................................F. 126 70 c.

4° Pour dommages résultans du retard :.............F. 500

TOTAL...........................................F. 942 70 c.

Le capitaine soutient qu'en chargeant à Alger, il avait eu le plus grand soin de refuser toutes marchandises sujettes à contumace, afin d'éviter un surcroît de quarantaine ; que, sur les explications qu'il avait demandées au sieur Meunier à raison des limes embarquées par ce passager, celui-ci lui avait affirmé à plusieurs reprises qu'il n'existait sur ces limes aucune enveloppe de papier ; que cependant il en était autrement; que, dès-lors, c'est par la faute du passager que le Tibre a été soumis à un surcroît de quarantaine qui n'aurait pas eu lieu, si les deux caisses limes n'avaient rien présenté de contumace ; qu'en conséquence, le sieur Meunier est responsable de l'augmentation de frais qui en est résultée[136] ».

Le 25 février 1833, le tribunal de commerce de Marseille finit par rendre son verdict : « Attendu que le capitaine Fillol a à se reprocher de ne s'être pas assuré par lui-même, avant l'embarquement, que les deux caisses limes dont il s'agit ne contenaient aucun objet contumace ; Que ce n'est qu'en mer, et sans même expliquer ce que l'on entendait par objets contumaces, que le prétendu avertissement, qu'il dit avoir donné au sieur Meunier, aurait eu lieu ; Que si à ces deux circonstances l'on joint le refus obstiné du capitaine Fillol de soumettre lesdites deux caisses à la vérification du garde de santé, malgré la demande réitérée que celui-ci lui en avait faite, il reste démontré que c'est le capitaine Fillol qui seul a fait faute et a donné lieu au surcroît de quarantaine dont il voudrait faire supporter la dépense au sieur Meunier.

---

[136] Girod et Clariond, *Journal de jurisprudence commerciale et maritime*, Volume XIII, 1ère partie, Marseille, Marius Olive, 1833, pp. 357-360

LE TRIBUNAL, sans s'arrêter à la demande du capitaine Fillol, met le sieur Meunier hors d'instance et de procès, avec dépens.

Du 25 février 1833. - Prés. M. PASCAL fils. - Plaid. MM. DROGOUL pour Meunier, EMÉRIGON pour Fillol[137] ».

En temps de peste, les autorités peuvent devenir très suspicieuses, bien au-delà même de raison vis-à-vis des marchandises importées, et réagir d'une manière extrême. C'est ce qui se produisit par exemple durant la grande épidémie de peste de Marseille de 1720. C'est ainsi que le 2 juillet 1721, Alexandre Grégoire, député au Conseil de Commerce de Marseille, écrit : « Par peur de la peste, mais pour rassurer les autorités étrangères et ne pas voir leur propre commerce interrompu, les autorités de Saint Malo et du Havre font brûler toutes les marchandises susceptibles de contagion : cotons, laines, fils de chèvres… qui se trouvaient en quarantaine depuis des mois.

Un vaisseau, *La Ville de Saint-Malo*, parti de Toulon le 29 mars, est brûlé avec sa cargaison de riz, de savon et d'huile le 22 juin après deux mois de purge, en rade de Saint-Malo. Un autre venant de Toulon, *La Paix de Granville*, s'échoue en arrivant à la hauteur de Caen ; marchandises et effets de l'équipage sont brûlés. A Dunkerque, un navire, *La Demoiselle Pétronille*, arrivé de Sète, est obligé, par suite du refus obstiné des autorités, de repartir après cinquante-huit jours d'attente… ».

De tels excès, à la limite de l'abus d'autorité, sont des signes révélateurs de la peur panique que pouvait déclencher un épisode pesteux grave. Au-delà des sentiments et des réflexes, des considérations économiques plus réfléchies – favoriser sa propre région, ou du moins profiter de la situation pour affaiblir le commerce de la région concurrente – devaient très probablement guider les décisions des autorités portuaires. De ce point de vue, la peste de Marseille fut une occasion unique offerte aux régions concurrentes pour contrecarrer l'hégémonie du port phocéen.

---

137 Girod et Clariond, *Journal de jurisprudence commerciale et maritime*, Volume XIII, 1ère partie, Marseille, Marius Olive, 1833, pp. 357-360

Quelques documents attestent toutefois de la clémence des autorités portuaires les plus pointilleuses, dans quelques rares situations humanitaires. Au XVIII$^{ème}$ siècle par exemple, le lazaret d'Alghero était connu par les marins pour sa politique de quarantaine intransigeante : « La difesa epidemiologica sopratutto per contagi esterni prendeva dunque il via lungo la costa : già dal XVIII secolo infatti il primo viceré piemontese, il barone di Saint-Remy, grazie ala numerosa presenza di tori litoranee predispose, in casi di infezione, « un articolate ed efficace sistema di controlli » che avrebbe impedito l'ancoraggio a qualsiasi nave : alle guarnigione dislocate nelle torri venivano affiancati degli uomini a cavallo retributi dal Municipio, guardie e ronde che sotto la direzione del Deputato di Sanità sorvegliano giorno e notte tutta la fascia costiera ed il porto impedendo sbarchi o approdi[138] ».

Pourtant, les navires chargés de produits nécessaires, tels que des aliments ou des médicaments avaient droit à des faveurs exceptionnelles : « Eventuali navi con derrate alimentari o con medicinali venivano fatte attraccare presso il Lazzaretto, nella rada di Alghero, distante circa km 10 dalla città murata. Ai cittadini, poi, era proibito coltivare o pascolare a meno di 5 miglia della costa[139] ».

Plus près de nous, vers la fin du XIX$^{ème}$ siècle, les vêtements et les bagages des pèlerins en quarantaine dans le *hijjez* suivent à peu de choses près le même rituel de purification. Le médecin français P. Just Navarre décrit la procédure à laquelle étaient astreints les pèlerins dès leur débarquement au lazaret d'El Tor : « On les fait entrer douze par douze dans une grande salle. Là, on leur donne une *gandoura*[140] qu'ils mettent à la place de leurs vêtements. Revêtus de cette *gandoura* blanche, les pèlerins

---

[138] Tore (G.), « Pestilenzia e società : la difesa epidemiologica della Sardegna dal XVIII al XIX secolo », in *Annali della Facoltà di Magistero Università di Cagliari*, 1997-1998, nuova serie, volume II, pp. 146-147 ; voir également Tognotti Eugenia, *Il mostro asiatico. Storia del colera in Italia*, Rome, Laterza, 2000, p. 53 et note 161

[139] Tore (G.), « Pestilenzia e società : la difesa epidemiologica della Sardegna dal XVIII al XIX secolo », in *Annali della Facoltà di Magistero Università di Cagliari*, 1997-1998, nuova serie, volume II, p. 151

[140] Tunique longue sans manches, d'origine berbère. C'est un vêtement particulièrement adapté aux grandes chaleurs, car il ne colle pas au corps

passent dans une autre salle pendant qu'on étuve leurs vêtements. On les leur rend bientôt ; ils se rhabillent et quand ils sont en nombre suffisant, des soldats les amènent à leur division définitive.

C'est là qu'ils passeront tout le temps de la quarantaine. Ils en sortent cependant une fois pour la désinfection de leurs bagages qui n'ont été débarqués que deux à trois jours après eux. Ils vont les reconnaître et les ouvrir pour qu'on puisse en désinfecter l'intérieur. On désinfecte tous les linges, étoffes, etc., en un mot tout ce qui peut passer à l'étuve. Le reste, cuir, bois, etc., est lavé au sublimé[141] ou à l'acide phénique. Cette désinfection faite, les bagages sont de suite réintégrés à bord[142] ».

Pendant l'opération de désinfection, les bagages sont souvent endommagés, ce qui donnait lieu à des querelles entre les passagers et le personnel du lazaret. Nous aurons l'occasion de revenir plus spécifiquement *infra* sur la question des quarantaines des pèlerinages à la Mecque.

Tout comme les bagages, le bâtiment lui-même faisait l'objet d'une purification pendant sa quarantaine. Etant donnée la taille des navires, cela nécessitait une procédure particulièrement éprouvante.

### La désinfection du navire

Pendant que les passagers subissent leur quarantaine, et que la cargaison est à la purge sur les quais, le navire reste prudemment ancré au large du lazaret. Des gardes de santé, armés de fusils, occupent le bâtiment afin d'empêcher l'équipage de débarquer, et de dissuader toute embarcation de s'approcher du navire. Ils sont craints, car ils ont l'autorisation d'ouvrir le feu sur les personnes n'obéissant pas strictement aux règles de quarantaine.

Pendant ce temps, l'équipage resté à bord, considéré en quarantaine au même titre que les passagers enfermés dans le lazaret, est chargé de la purification du navire. Les marins

---

[141] Chlorure mercurique, antiseptique puissant mais très toxique

[142] Kaufmann (P.), « Die Quarantane Station El Tor », in *Revue d'Hygiène et de police sanitaire*, 1892, p. 391

commencent par laver le navire à grande eau, en le frottant de fond en comble. Ils procèdent ensuite à son parfumage, c'est-à-dire la fumigation des entrailles du navire. Il s'agit de brûler dans la cale des produits soufrés, en prenant bien garde de ne pas oublier un coin où se nicheraient les germes. Le but de l'opération est d'éliminer complètement les « miasmes morbifiques », qui peuvent se cacher dans les coins et recoins de la cale, là où le vent ne peut pas aérer.

La désinfection des navires en quarantaine va bénéficier des grandes découvertes chimiques de la fin du XVIII$^{ème}$ siècle. En 1773, le pharmacien suédois Carl Wilhelm Scheele découvre le chlore, ce qui sera considéré comme un premier pas dans la mise au point du procédé de fabrication de l'eau de Javel. Il faudra toutefois attendre le début des années 1800 pour que le chimiste français Louis-Bernard Guyton-Morveau commence à l'appliquer aux « fumigations désinfectantes », donnant ainsi un sens nouveau à l'antisepsie : « ...désinfecter au sens de désodoriser, lutter contre les « miasmes », émanations, effluves, ou exhalaisons de gaz putrides aux odeurs nauséabondes, provenant de matières en décomposition et associées à l'idée de souillure[143] ».

C'est pourquoi, en ce début de XIX$^{ème}$ siècle, en même temps que la démarche hygiéniste s'amplifie et que les chimistes trouvent de nouvelles applications à leurs plus récentes découvertes, le soufre est progressivement remplacé par le chlore, considéré bien plus puissant[144]. On a pensé un moment que la fumigation au moyen des alcalis[145] aurait permis de réduire les périodes de quarantaine des marchandises, voire les supprimer, comme en atteste le chimiste français Louis-Bernard Guyton-Morveau : « Le procédé de la purification des

---

143 Contrepois (A.), « Antisepsie », in *Dictionnaire de la pensée médicale*, Paris, Presses Universitaires de France, 2004, p. 76

144 Pour plus de détail, voir Guyton-Morveau Louis-Bernard, *Traité des moyens de désinfecter l'air, de prévenir la contagion et d'en arrêter les progrès*, Paris, Bernard, 1802

145 Le mot est d'origine arabe, *al qily* signifiant « cendres », au sens de cendres de plante à soude. Vers la fin du XVIII$^{ème}$ siècle, ce mot désigne différents composés chimiques, à propriétés alcalines, telles que la soude ou le carbonate de sodium

vaisseaux par les alcalis a été annoncé comme une découverte précieuse, qui devoit remplacer la pratique illusoire des fumigations, et faire supprimer désormais la contrainte des quarantaines[146] ».

L'usage des alcalis ne fera finalement pas l'unanimité chez les officiers de santé. Dans les ports particulièrement dangereux, ceux du Levant par exemple, on n'hésitait pas à faire usage de puissantes solutions de sublimé, tels que le bichlorure de mercure, une des formes les plus toxiques du mercure. Cette substance, âcre et caustique, s'est révélée être un puissant antiseptique à petites doses, mais devient hautement toxique lorsqu'on l'utilise en grandes quantités, pour effectuer des pulvérisations par exemple. Le personnel chargé de le répandre dans les navires était particulièrement exposé, et il prenait régulièrement, en guise d'antidote, du lait et des blancs d'œuf.

Le docteur Paul Kaufmann décrit la manière dont les navires transportant les pèlerins vers la Mecque étaient purifiés lorsqu'ils étaient stationnés au large du lazaret d'El Tor : « Pour désinfecter un navire, on opère de la façon suivante. On vide la cabine et toutes les parties du bâtiment. On désinfecte les parois à l'aide de la solution de sublimé, additionnée de 10p 100 d'alcool. La pulvérisation se fait en commençant par la partie supérieure de la paroi, suivant une ligne horizontale ; on descend successivement, de telle sorte que toute la paroi soit couverte d'une couche de liquide en fines gouttelettes. Les ponts sont lavés avec la même solution.

Deux heures après on frotte et on lave les parois et les ponts à grande eau. Pour désinfecter la cale, on injecte d'abord, pour neutraliser l'hydrogène sulfuré, une quantité suffisante de sulfate de fer. Puis on vide l'eau de la cale et on la lave à l'eau de mer. On la vide à nouveau et on injecte ensuite une quantité suffisante de la solution de sublimé. L'eau de la cale ne doit pas être déversée dans le port[147] ».

---

[146] Guyton-Morveau Louis Bernard, *Traité des moyens de désinfecter l'air, de prévenir la contagion et d'en arrêter les progrès*, Paris, Bernard, 1802, p. 267

[147] Kaufmann (P.), « Die Quarantane Station El Tor », in *Revue d'Hygiène et de police sanitaire*, 1892, p. 391

Au XIXème siècle, des machines de plus en plus complexes sont progressivement mises à contribution dans les processus de désinfection quarantenaire, puisqu'on se rend compte que les souffleries peuvent se révéler très efficaces pour chasser les miasmes. L'historienne canadienne Christine Chartré décrit ainsi le procédé employé pour désinfecter les navires en quarantaine au lazaret de la Grosse-île à l'entrée du port de Québec, vers la fin du XIXème siècle : « D'abord, l'air de la cale du gaillard avant est chassé à l'aide du soufflet à vapeur de l'*Hygeia*[148]. Ensuite, du dioxyde de soufre y est diffusé en raccordant le dit soufflet à la fournaise à soufre. Les vapeurs de quelques 200 livres de soufre enflammé y sont maintenues pendant 24 heures avant d'être remplacées par de l'air frais. L'eau de la cale est, quant à elle, pompée et remplacée deux fois par une solution de bichlorure de mercure.

L'hôpital du navire est désinfecté par le Challenger[149]. Il est aspergé de bichlorure de mercure en solution 1/700 et traité ensuite, à deux reprises, pendant dix minutes, à la vapeur surchauffée à 230°F. L'opération est effectuée pendant que le navire se dirige vers Québec. Le gaillard avant et les chambres des malades sont repeints. Règle générale, l'équipage est débarqué pour une quarantaine d'observation de 14 jours et il est remplacé par un nouvel équipage qui conduit le navire jusqu'à Québec[150] ».

---

[148] Petit bateau à vapeur destiné à la désinfection des navires

[149] Yacht d'inspection

[150] Chartré Christine, *La désinfection dans le système quarantenaire maritime de Grosse-Ile : 1832-1937*, Québec, Parcs Canada, 1995, pp. 63-64

# Chapitre IV

# LES CORDONS SANITAIRES

Alors que la quarantaine est du ressort des officier de santé, le cordon sanitaire est une opération militaire. Il consiste à établir un périmètre sanitaire, composé de soldats, afin d'isoler une maison, un quartier, une ville, parfois même une région entière, lorsqu'une épidémie y sévit. A plus grande échelle, un cordon sanitaire peut empêcher tout passage de frontière entre deux pays voisins. Cela nécessite alors des troupes fort nombreuses, régulièrement ponctuées de postes de garde.

Afin de renforcer le dispositif, l'état-major doit prendre en compte le relief du terrain. En effet, les obstacles naturels, tels que les cours d'eau, les falaises ou les montagnes, permettent d'économiser le nombre d'hommes mobilisés, tout en verrouillant le dispositif. Il arrive même qu'un édifice, une maison ou un pont par exemple, soit détruit si l'épidémie dépasse un certain seuil de gravité. C'est ce qui se produisit à Tabarca[151], sur la frontière entre la Tunisie et la Régence d'Alger : pour isoler des villages atteints de peste, l'armée reçut l'ordre de détruire un pont[152]. De telles mesures restent toutefois exceptionnelles.

## Le principe du cordon sanitaire

En France, on relève deux cas de cordons sanitaires à très grande échelle, qui semblent avoir porté leurs fruits : le premier a été mis en place par Jean-Baptiste Colbert en 1665-1667, alors même qu'il était contrôleur général des finances[153] de Louis XIV. Dès 1665, de nombreux cas de peste sont signalés dans les Flandres. Lorsqu'il songe à prendre des dispositions sanitaires

---

[151] Tabarka, ville située dans la région montagneuse du nord-ouest de la Tunisie

[152] ASN.AE.TU.7277/303, *Lettre de l'agent S. de Martino au consul R. de Martino,* Tabarca, 17 juillet 1817 ; AST.ARS.CNTYI, *Lettre du consul Palma de Borgofranco au comte de Vallesa,* Tunis, 6 août 1817

[153] Equivalent de ministre des Finances

strictes, Colbert est aussitôt soumis à une grande pression de toutes parts, car la région est manufacturière et marchande, et tout ralentissement de la circulation des hommes et des marchandises aurait de graves conséquences sur les intérêts économiques de nombreuses personnes. Epouvanté par le drame de Londres, où la peste bubonique venait de faire plus de 70 000 victimes[154], Colbert se décide finalement à déployer les troupes ; il isole littéralement les Flandres, ce qui permettra de protéger la population de Paris d'une manière efficace. De nombreux historiens sont aujourd'hui persuadés que le fait que, non seulement la capitale, mais également le reste du royaume, ont été épargnés, doit être mis au crédit de la politique éclairée - et courageuse - de Colbert[155].

Un deuxième cordon sanitaire, non moins vaste, sera mis en place dans le royaume, près d'un demi-siècle plus tard. En 1720, à la suite du drame du *Grand Saint Antoine*, les troupes sont déployées pour isoler, non seulement Marseille déjà meurtrie, mais toute la Provence. C'est un véritable « mur de la peste » que les soldats du Roi vont ainsi ériger sur plus de cent kilomètres[156]. On fait appel aux troupes du maréchal de Berwick, stationnées dans le Midi depuis la fin de la guerre d'Espagne. Sur la période 1720-1722, c'est le quart de l'armée française qui est affecté à la mise en place des cordons sanitaires dans le sud de la France[157].

Tout commence par un arrêt émis le 31 juillet de la même année par le parlement de la ville voisine d'Aix-en-Provence. Le texte « ...ordonne que tout commerce soit interdit avec les habitants de la ville de Marseille, attendu le soupçon de peste, tant pour les habitants de cette ville d'Aix que pour toutes les

---

[154] En avril 1665, une terrible épidémie de peste, probablement introduite par des navires hollandais, emporte 20% de la population londonienne

[155] Delumeau Jean, Lequin Yves, *Les malheurs des temps. Histoire des fléaux et des calamités en France*, France Kaufmann (P.), « Die Quarantane Station El Tor », in *Revue d'Hygiène et de police sanitaire*, 1892, Larousse, 1987, p. 352

[156] De grands pans de ce mur de pierre sont encore visibles aujourd'hui en Provence

[157] Panzac Daniel, *Quarantaines et lazarets. L'Europe et la peste d'Orient*, Aix-en-Provence, Edisud, 1986, p. 61

autres villes et lieux de province[158] ». Les parlements des villes de Perpignan, Toulouse, Dijon et Besançon promulgueront des arrêts similaires, car l'épidémie commence à faire tache d'huile dans la région.

Le régent Philippe d'Orléans devra même intervenir personnellement pour mettre un terme à ces initiatives locales, qui risquent de porter préjudice à son autorité centrale. Le 14 septembre 1720, un arrêt du conseil du roi met Marseille en quarantaine, énonçant ce qui suit en son préambule : « Le roi étant informé que, le bruit de la maladie contagieuse dont la ville de Marseille est affligée ayant répandu la crainte et l'inquiétude non seulement dans les provinces voisines, mais dans les lieux les plus éloignés, plusieurs parlements de ce royaume ont cru devoir rendre des arrêts où leur zèle pour la conservation des provinces de leur ressort les a portés à prendre des précautions surabondantes et capables non seulement d'augmenter l'alarme et la consternation dans le cœur des peuples, mais encore d'interrompre le cours ordinaire du commerce et de priver leur pays même, par excès de prévoyance, des secours qui leur sont le plus nécessaires, Sa Majesté, dont les vues s'étendent aux besoins de toutes les provinces de son royaume, a jugé bon de renfermer dans un seul arrêt toutes les précautions qui ont paru nécessaires et suffisantes pour empêcher d'un côté la communication du mal dont elle espère que la ville de Marseille sera bientôt délivrée, pour conserver de l'autre la liberté du commerce entre les diverses provinces de son royaume et veiller également à leur santé et à leur abondance[159] ».

Deux séries de mesures sont prises par le régent. La première instaure un cordon sanitaire autour de la Provence, au travers du déploiement de soldats aux limites naturelles des cours d'eau, et en particulier le long du Verdon, la Durance et le Rhône. Comme il est de coutume lors des épidémies les plus graves, la troupe a l'ordre d'ouvrir le feu sur quiconque tente de sortir de la zone de quarantaine. Le texte de loi renforce

---

158 Delumeau Jean, Lequin Yves, *Les malheurs des temps. Histoire des fléaux et des calamités en France*, France, Larousse, 1987, pp. 355

159 Delumeau Jean, Lequin Yves, *Les malheurs des temps. Histoire des fléaux et des calamités en France*, France, Larousse, 1987, pp. 355-356

également les mesures de quarantaine à l'égard des navires provençaux qui se présentent dans un port français.

Afin de souligner l'autorité incontestée du régent vis-à-vis des parlements des villes de Provence, le dernier article précise : « …ce sans avoir égard aux positions des arrêts rendus dans ses cours de parlements qui seraient contraires au présent arrêt ou qui établiraient d'autres et plus grandes précautions que celles qui sont ci-dessus marquées[160] ». Une fois de plus, les épidémies se révèlent être le théâtre d'âpres luttes de pouvoir.

De vastes cordons sanitaires sont également établis dans d'autres royaumes en Europe. En 1743, la république de Venise, menacée une fois de plus par la peste qui ravage le nord de la Bosnie, décide d'isoler l'Istrie[161]. En novembre de la même année, la Sérénissime affecte 894 fantassins, 120 cavaliers et 534 auxiliaires locaux, soit au total 1548 hommes, pour garder une frontière longue de 140 km.

Le dispositif est impressionnant, certes digne d'une campagne militaire : en moyenne, un soldat est posté tous les cent mètres ! Dans l'intérieur du pays, les troupes sont réparties sur 160 postes de garde, en fait de simples cabanes de pierre couvertes de chaume. Les côtes sont surveillées par 180 fantassins et 124 auxiliaires, répartis sur 72 postes de garde. Fait nouveau dans un cordon sanitaire, une flottille de 11 petits navires complète le dispositif[162].

Toutefois, le plus vaste cordon sanitaire jamais mis en place dans l'Histoire de l'Humanité restera sans aucun doute celui de la maison des Habsbourg, qui au début du XVIII$^{\text{ème}}$ siècle, s'étirait du nord du Danube jusqu'aux Balkans. On sait que la peste de Marseille avait très fortement marqué les esprits en

---

160 Delumeau Jean, Lequin Yves, *Les malheurs des temps. Histoire des fléaux et des calamités en France*, France, Larousse, 1987, p. 356

161 Péninsule de l'Adriatique, aujourd'hui rattachée à l'Italie

162 Pour plus de détail, voir Panzac Daniel, *Quarantaines et lazarets. L'Europe et la peste d'Orient*, Aix-en-Provence, Edisud, 1986, p. 62 ; Pour les développements ultérieurs du cordon sanitaire, voir Rivanelli Gabriele, *Incombenze del Capitano G. R. reggimento di Verona come direttore della linea di Sanità nel quartier in Istria stesa nel'anno 1783 per il fatal morbio che affligeva la Dalmazia*, Trevise, 1786

Europe, et que la menace était particulièrement prise au sérieux par la monarchie autrichienne.

Un « patent[163] » de 1728 assigne à la *Sanitats Hofkommission*[164] la difficile mission de protéger le royaume contre toute incursion de la peste[165]. Aussitôt, des Kontagionphysicus[166] sont envoyés aux confins du pays, aux frontières avec la Serbie, la Croatie, l'Esclavonie[167], la Petite Valachie[168], la Transylvanie, pour organiser d'une manière efficace la défense sanitaire[169].

Au début, lorsque le système de contrôle sanitaire est mis en place, quelques stations de quarantaine terrestre tenues par des médecins se contentent de filtrer les voyageurs. Face à la menace épidémique grandissante, dès 1753 le dispositif est renforcé par la création d'un corps de 1100 gardes sanitaires civils, les *Plajaschen.* Peu nombreux et mal encadrés, ces derniers s'avèrent toutefois peu efficaces, et éprouvent les plus grandes difficultés à contrôler les 600 km de frontière avec la Transylvanie. Le corps des *Plajaschen* sera finalement supprimé en 1764, et en 1770 c'est à l'armée qu'est confiée la tâche d'établir un vaste cordon sanitaire, avec une priorité absolue : empêcher la peste, endémique dans l'Empire ottoman, d'entrer en Autriche.

Les points de contrôle et les stations de quarantaine qui jalonnaient le cordon sanitaire étaient renforcés par la présence alternée de plus de 100 000 paysans. C'est là une autre nouveauté du cordon sanitaire des Habsbourg : les populations locales ne sont plus martyrisées, mais au contraire intégrée au dispositif de défense sanitaire. Ce véritable mur humain, qui bénéficiait du soutien logistique des populations locales[170], a permis de protéger d'une manière efficiente l'Europe contre les

---

[163] Ordonnance

[164] Commission sanitaire de la cour

[165] Leska Erna, *Die Osterreichische Pestfront an der K.K. Millitargenze,* in *Saeculum*, 1857, pp. 82-106

[166] Médecins de contagion

[167] Actuelle Slavonie, en Croatie

[168] Actuelle Olténie, région située dans le sud-ouest de la Roumanie

[169] Panzac Daniel, *Quarantaines et lazarets. L'Europe et la peste d'Orient*, Aix-en-Provence, Edisud, 1986, p. 65

[170] Avec en particulier une circulation rapide des informations

diverses épidémies provenant de l'Empire ottoman[171]. Outre sa taille impressionnante, le cordon sanitaire autrichien s'est distingué par sa pérennité, puisqu'il aura duré plus d'un siècle.

L'empire ottoman, dans lequel officiaient de nombreux médecins occidentaux, appliquera largement les cordons sanitaires dans ses provinces ravagées par la peste, tout au long du XIXème siècle. C'est ainsi qu'un fonctionnaire de la Sublime Porte, témoin des opérations sanitaires forcées qui ont lieu en 1840 à Damas, écrit : « Les autorités réquisitionnent le jardin 'Asim et le Jardin 'Abd ar-Rahman Hasim et en font une quarantaine (Kürantina). On met des troupes autour des jardins. Le premier est pour les « compromis », l'autre pour les « atteints »... Les médecins francs font ce qu'ils veulent avec les gens, arbitrairement car, quand on entre en quarantaine, il est difficile d'en sortir ; ils décident que la quarantaine de celui qui a la peste est de 40 jours, et celle du compromis de 30 jours.

Si un compromis a des maux de tête, on prolonge sa quarantaine, de même pour celui qui a la peste, car certains restèrent quatre mois et même davantage. Si bien qu'il se passa des choses contre l'honneur dans les jardins de la part des militaires... A l'extérieur du jardin, on mit quatre personnes qui, si quelqu'un mourait l'emportaient et allaient l'enterrer[172] ».

Les cordons sanitaires, appliqués rigoureusement par les forces armées, se révèlent généralement efficaces sur le plan sanitaire. Ce n'est toutefois pas toujours le cas, et notamment lorsque les populations isolées acceptent mal l'autorité du Prince. C'est ainsi que, lorsque une terrible épidémie de choléra ravage la zone frontalière entre les royaumes d'Algérie et de Tunisie en novembre 1849, le Bey Ahmed déploie l'armée tout le long de la Medjerda[173]. En décembre de la même année, ce premier cordon sanitaire est renforcé par un deuxième, qui s'étend le long de la frontière tuniso-algérienne[174].

---

171 Dobson Mary, *Disease. The extraordinary stories behind history's deadliest killers*, Londres, Quercus, 2007, p. 18

172 *Mudakkirat*, p. 203

173 Fleuve dont la source est en Algérie et le lit en Tunisie

174 Archives Nationales de Tunisie, Série Historique, Dossier n° 68/809bis/41, Lettre du Bey Ahmed au Conseil sanitaire, Tunis, 5 décembre 1849

Les moyens humains mis en place sont très importants, mais le choléra n'est confiné dans cette région montagneuse du Nord-Ouest du pays que durant quelques mois. En effet, dès le mois de mars 1849, quelques cas se déclarent brusquement dans un village côtier de la région de Sousse. Furieux, le bey ordonne alors d'isoler le village[175], mais il est pris de court et en avril toute la région du Sahel est infectée. Les cordons sanitaires, désormais inutiles, sont alors levés.

Une des raisons principales de l'échec de l'opération est probablement la méfiance des populations locales, sentiment renforcé par la présence incongrue de médecins et d'officiers militaires italiens et français au sein des troupes tunisiennes. En particulier, la présence d'un certain « Colonel Calligaris », ainsi que du « Docteur Mancel » au sein du commandement du cordon sanitaire instauré le long de la Medjerda devait certainement soulever des questions parmi les bédouins plus ou moins soumis à l'autorité beylicale.

Parfois inutile, le cordon sanitaire peut se révéler catastrophique, en aggravant l'épidémie. Le docteur L. Huot, qui fut chef du service de santé du Sénégal au plus fort de l'épidémie de peste qui avait ravagé Dakar en 1914, témoigne des méfaits des méthodes coercitives des autorités coloniales. Afin de contrôler l'épidémie, 150 tirailleurs sénégalais avaient été déployés pour isoler le village de Yoff, dans la banlieue de Dakar.

Pour permettre aux habitants de survivre à l'embargo alimentaire, les autorités sanitaires distribuent aux habitants des rations alimentaires quotidiennes composées de 500 grammes de riz, 50 grammes d'huile, 40 grammes de sel et 250 grammes de poisson ou de viande. Cela n'eut d'autre effet que d'affaiblir les habitants du village, au point même que certains d'entre eux succombent au béribéri[176]. Jusqu'au mois d'août, le taux de

---

[175] Archives Nationales de Tunisie, Série Historique, Dossier n° 68/809bis/49, Lettre du Bey Ahmed au chef de la garnison de Sousse, Mohammedia, 31 mars 1850

[176] Du Cinghalais (langue majoritaire du Sri Lanka), « Je ne peux pas, je ne peux pas », pour désigner un état de fatigue extrême. Maladie causée par une carence en vitamines $B_1$, qui provoque une insuffisance cardiaque et des troubles neurologiques graves

mortalité explose dans le quartier, avec une terrifiante moyenne de 30 décès quotidiens[177].

Les cordons sanitaires sont des mesures lourdes, qui nécessitent de gros moyens, ainsi que des troupes nombreuses. Ces dernières doivent également être déterminées, et décidées à ouvrir le feu sur les contrevenants si la hiérarchie en donne l'ordre. C'est pourquoi ces mesures restent du seul ressort de l'Etat central, et ne peuvent en aucun cas être mises en place à une échelle locale, par une ville, ni même une région[178].

L'autre problème posé par les cordons sanitaires, est qu'il doit s'appliquer à l'ensemble de la population, et bloque systématiquement la mobilité des hommes mais également des marchandises à l'échelle d'un territoire. Afin d'éviter l'asphyxie d'un village, une ville, voire même l'ensemble d'une région, des mesures compensatoires spécifiques doivent être prises, en ce qui concerne l'approvisionnement régulier des populations isolées. La nourriture et l'eau, en particulier, doivent être fournies en quantités suffisantes aux populations isolées.

Nous avons eu l'occasion de le souligner, les centres de quarantaine terrestres constituent une pièce maîtresse du dispositif des cordons sanitaires.

## Les centres de quarantaine terrestre

On l'a vu, les cordons sanitaires ont pour objet d'isoler complètement une région infectée. Le blocus sanitaire peut toutefois prévoir de filtrer le passage des hommes et des marchandises, à la condition qu'ils aient été purifiés. Pour cela, des centres de quarantaines équipés sont nécessaires, des sortes de lazarets terrestres. Soulignons au passage que, contrairement à ce que l'on croit d'ordinaire, les lazarets étaient parfois édifiés à l'intérieur même de villes éloignées des côtes. C'est ainsi que

---

177 L. Huot, *Rapport ensemble,* Dakar, mars 1915 ; voir également Collomb, Huot, Lecomte, « Note sur l'épidémie de peste au Sénégal en 1914 », in *Annales d'Hygiène et de Médecine Coloniales*, 1921, 19, p. 48

178 Bourdelais Patrice, *Les épidémies terrassées. Une histoire de pays riches*, France, La Martinière, 2003, p. 52

Milan construit son propre lazaret en 1488, Paris en 1607[179] ou Berlin en 1710. Rouen, Toulouse, Aix-en-Provence avaient aussi leurs propres lazarets.

Les lazarets terrestres sont plus souvent édifiés sur les grands axes routiers liant le Levant, réputé endémique, à l'Occident. Au XVIII$^{ème}$ siècle, les *Kontumanzanstalt* sont implantés sur les passages frontaliers entre l'Autriche et la Turquie, et assurent la quarantaine des voyageurs et des marchandises suspectés de transporter le mal. Bien évidemment, ce sont essentiellement les personnes en provenance de la Turquie qui font l'objet de purifications.

Les centres de quarantaine comprennent généralement deux bâtiments séparés, l'un destiné au logement du personnel, l'autre constitué de chambres individuelles qui accueillent temporairement les voyageurs. Le personnel en question est généralement composé d'un contrôleur, un inspecteur, un chapelain, un interprète, des médecins, des domestiques, des gardiens et des soldats. Le tout est dirigé par un directeur, personnage omnipuissant des lieux.

Le voyageur irlandais Robert Walsh décrit ainsi le *Kontumanzanstalt* de Turnu Roşu, en Transylvanie, dans lequel il avait été astreint à une quarantaine de trois semaines, du fait qu'il rentrait de Turquie : « L'établissement de la quarantaine est situé dans un vallon sur les bords de l'Olt. Il s'y trouve une vingtaine de maisons, une chapelle, une hôtellerie, ce qui compose un village entouré de montagnes couvertes de bois ressemblant à quelques-uns des hameaux du Pays de Galle.

Six maisons sont destinées à l'incarcération[180] des voyageurs qui reviennent de Turquie ; les autres sont occupées par les personnes attachées à cet établissement, et qui sont : un directeur, un médecin, deux secrétaires, un contrôleur, un inspecteur, douze domestiques et quarante soldats. Les maisons destinées à la quarantaine sont séparées des autres. Elles sont en bois, garnies de plâtre et peintes en blanc. Chacune d'elles est

[179] L'hôpital Saint-Louis avait été à l'origine fondé par Henri IV pour enfermer - *soigner* ? - les pestiférés ou ceux suspectés de l'être

[180] Le terme employé ici en dit long sur la nature de la quarantaine

au milieu d'une petite enceinte formée par des pieux de huit à neuf pieds de haut[181] ».

Si cette description anodine des lieux ne porte pas à commentaires particuliers, en revanche le témoignage de Robert Walsh nous laisse sceptique quant à l'efficacité de la quarantaine dans les *Kontumanzanstalt* : « Je fus donc prisonnier, et gardé à vue sans pouvoir jouir d'un moment de solitude… Enfin le dernier jour des trois semaines de détention arriva, et je fus informé que le lendemain je pourrais partir. Le docteur vint le matin.

Un homme qui l'accompagnait portait un fourneau de charbon de bois sur lequel il jeta quelques pincées de nitre[182] et, après qu'il eut fait plusieurs tours autour de moi comme un magicien, je fus déclaré purifié. L'inspecteur vint, et examina mes vêtements qui étaient entassés dans un coin de la chambre ; tels que je les avais apportés de lieux infectés que j'avais traversés, ils furent mis dans mon porte-manteau sans savoir été purifiés ni par l'air ni par l'eau[183] ».

Comme pour les lazarets portuaires, les centres de quarantaine terrestre adaptent la durée de la rétention des voyageurs à leur lieu de provenance, ainsi qu'à la situation épidémiologique de la région. Le *Kontumanzanstalt* de Zemun en Serbie, par exemple, applique le barème suivant : « 21 jours quand la peste n'est signalée nulle part dans les Balkans, 28 jours en cas de présence dans une province éloignée, 40 jours si voyageurs et marchandises proviennent d'une région contaminée ou si la peste règne dans la province turque qui jouxte les Confins[184] ». Les durées de quarantaine sont donc sensiblement les mêmes que dans un lazaret maritime.

---

[181] Walsh Robert, *Voyage en Turquie et à Constantinople*, Paris, Moutardier, 1828, pp. 235-249

[182] Nitrate de potassium, minéral aux vertus explosives

[183] Walsh Robert, *Voyage en Turquie et à Constantinople*, Paris, Moutardier, 1828, pp. 235-249

[184] Hietzinger Carl Bernhard Ritter von, *Statistik der Militärgrenze des Österreichischen Kaizerthums, tome III*, Vienne, 1823, pp. 441-442

## Les léproseries

Nous avons longuement hésité avant d'inclure cette réflexion sur les léproseries dans un ouvrage dédié aux quarantaines. En effet, la léproserie diffère du centre de quarantaine sur un aspect fondamental : alors que le lazaret terrestre accueille les voyageurs pour une période déterminée, quelques jours à plusieurs semaines, le temps d'éloigner toute menace épidémique, le lépreux est condamné à la mort civile, et exclu définitivement de sa communauté : le malheureux qui est admis dans une léproserie n'en sortira jamais. Toutefois, nous avons considéré que dans les deux situations, la société exclut, voire enferme volontairement ses propres membres afin de se protéger, et d'éviter la contagion.

C'est au 1er siècle après J.-C. que le médecin grec Arétée de Cappadoce souligne pour la première fois le caractère contagieux d'*Eléphantiasis graecorum*[185] : « Il [le lépreux] pourrait facilement communiquer le mal par son haleine et infecter ceux qui s'en approchent[186] ». Malgré la faible contagiosité du mal, les Grecs recommandaient déjà d'éloigner les lépreux du reste de la population.

Les premières léproseries ne seront toutefois édifiées que sous l'empire byzantin. On considère que c'est Zodecus qui construisit la première léproserie dans l'histoire. Toujours au IVème siècle, Basile le Grand, évêque de Césarée, fit même édifier la cité de Vassiliada, pour héberger les voyageurs, les malades et plus particulièrement les lépreux. L'acte était assurément charitable, comme il sied à un évêque ; mais c'était également un moyen d'éloigner et d'isoler les lépreux du reste de la population.

Les premiers textes règlementant l'isolement des lépreux datent du VIème siècle, mais ils le font en termes de charité plutôt que d'exclusion. C'est ainsi qu'en 549, le Concile

---

185 A ne pas confondre avec *Eléphantiasis,* inflammation des vaisseaux des ganglions lymphatiques, qui ne sera décrite par Rhazès qu'au début du Xème siècle. Arétée de Cappadoce avait cru trouver une ressemblance entre les téguments du lépreux et la peau rude de l'éléphant

186 Arétée de Cappadoce, *Traité des signes, des causes et de la cure des maladies aigues et chroniques*

d'Orléans ordonne aux évêques de nourrir et de vêtir les lépreux de leurs diocèses, dans le but non avoué de les empêcher de se déplacer d'une ville à l'autre, pour mendier ou chercher du travail. En 583, le Concile de Lyon assigne à peu près la même tâche à ses évêques, « pour qu'on leur refuse la permission d'errer dans d'autres diocèses[187] ».

Avec l'édit de Rothari[188], la ségrégation du lépreux devient la règle : « Dès que le peuple ou l'autorité publique a eu connaissance qu'un individu est atteint de lèpre, il sera expulsé de sa maison et de sa ville, et obligé de demeurer dans la solitude ».

Il est vrai que les médecins étaient impuissants face à la lèpre, mal dont on ignorait la cause, et la seule réponse raisonnée était l'isolement, voire la séquestration du malade. C'est vers la fin du XIème siècle, avec les premières croisades et la multiplication des cas importés d'Orient, que la pratique de l'isolement des lépreux se généralise, tout en se durcissant. En 1179, le décret du troisième Concile de Latran, émis par le pape Alexandre III, interdit aux lépreux de se mêler aux personnes saines, d'être enterrés à leurs côtés, ou de fréquenter les mêmes églises[189].

Les lépreux sont désormais brutalement arrachés à leurs foyers, pour être condamnés à une véritable mort sociale. Cette dernière est codifiée, et obéit à un rite religieux. Avant l'internement dans une léproserie, une cérémonie religieuse, similaire à l'office des morts, a pour but de bien faire comprendre au lépreux, mais également à ses proches, que l'isolement doit être considéré comme un devoir sacré.

Le malheureux est accompagné par le clergé à l'église, en chantant. Une fois dépouillé de ses vêtements, il est revêtu d'une robe noire, et placé devant l'autel entre deux tréteaux figurant symboliquement son cercueil. Le prêtre lui jetait par

---

[187] Bériac Françoise, *Histoire des lépreux au moyen âge. Une société d'exclus*, Paris, Imago, 1988, pp. 180-181

[188] Il s'agit du plus ancien texte législatif du peuple lombard, proclamé en 643 à Pavie, par le roi Rothari devant l'Assemblée des hommes libres, qui l'approuvèrent selon la coutume en frappant leur lance sur leur bouclier

[189] Obregón (D.), « Lèpre », in *Dictionnaire de la pensée médicale*, Paris, Presses Universitaires de France, 2004, p. 674

trois fois sur la tête une pelletée de terre du cimetière. Après lui avoir lu les interdits, on le conduisait vers son lieu d'internement, qui pouvait être une maison à l'écart, ou une maladrerie[190] si la communauté avait les moyens d'en construire une.

Désormais exclu de la communauté et civilement mort, le lépreux devait porter un habit qui le distinguait de loin, et user d'un instrument sonore, tel qu'une crécelle, un cliquette ou de simples castagnettes, afin d'avertir les passants et éviter tout contact avec les personnes saines. Comme le souligne Michel Foucault[191], cette mort sociale du lépreux était en même temps une forme de réintégration sociale, qui se concrétisera par son installation dans une léproserie.

C'est dans l'Andalousie du IX$^{ème}$ siècle que les Arabes avaient fondé les premiers hôpitaux pour lépreux, qui avaient vocation de soigner plus que d'enfermer. En Europe occidentale, de nombreuses léproseries sont construites entre le XI$^{ème}$ et le XIII$^{ème}$ siècle, afin d'isoler les malades et d'éviter toute contagion.

A la fin du XIX$^{ème}$ siècle, les empires coloniaux édictent des lois instituant l'enfermement des lépreux dans des sortes de lazarets, que l'on nommait plus prudemment « asiles », « maisons », « hôpital ». C'est ainsi qu'en 1892 l'Afrique du Sud adopte la « Loi de répression de la lèpre ». L'année suivante, les Etats de Malaisie approuvent « l'ordonnance de prévention de la lèpre » et la France crée un asile central de lépreux en Nouvelle Calédonie. A peu près au même moment, la Prusse Orientale[192], sur les conseils du médecin allemand Robert Koch, enferme tous les lépreux du district baltique de

---

190 Au Moyen âge, les lépreux reconnaissaient Saint Lazare, lui-même lépreux, comme patron. Lazare était pauvre et couvert d'ulcères, et aurait été canonisé, devenant ainsi « Saint Lazare ». Vers la fin du XII$^{ème}$ siècle, *lazare* signifiait « lépreux », et au XVI$^{ème}$ siècle le mot dérive en *ladre*, d'où le terme « maladrerie ». Notons l'absence de lien avec le mot italien *ladre*, qui signifie « voleur »

191 Foucault Michel, *Histoire de la folie à l'âge classique*, Paris, Gallimard, 1972 ; voir également, du même auteur, *Madness and civilization*, Random house, 1965

192 La Prusse Orientale, *Ostpreußen* en Allemand, était une province allemande qui faisait partie du Royaume de Prusse

Memel[193]. Un peu plus tard, en 1896, la Jamaïque ordonne la réclusion de tous les lépreux « pauvres et errants ».

En 1897, le Congrès de la Lèpre se tient à Berlin et débouche sur la déclaration de l'incurabilité de la lèpre et la nécessité absolue pour chaque nation d'enfermer ses lépreux. L'historienne colombienne Diana Obregón souligne l'instrumentalisation de cette discrimination, officialisée par le Congrès de Berlin, par les régimes totalitaires : « En conséquence de quoi, la conférence recommanda le signalement obligatoire et la ségrégation de patients comme le seul moyen possible d'affronter la maladie. Cette attitude extrémiste trouvera son point culminant sous le régime nazi, quand en 1941 les Allemands découvrirent quelques cas de lèpre dans le ghetto de Kovno ; la découverte servit de prétexte pour détruire l'hôpital juif, en incluant la majorité de ses patients[194] ».

En novembre 1939, les Allemands obligeaient déjà le *Judenrat*[195] de Varsovie à signaler par des panneaux que les zones infectées du typhus étaient devenues des *Seuchensperrbezirk*[196], encerclées par un cordon sanitaire. Au sein de ces zones, les médecins polonais n'avaient pas le droit de soigner les Juifs. Nous retrouverons *infra* d'autres similitudes entre l'enfermement du malade et les pratiques totalitaires.

Comme pour les lazarets, les léproseries étaient édifiées à l'écart des villes, de préférence dans un lieu difficile d'accès, une île par exemple. L'historienne médiéviste Françoise Bériac précise à ce propos : « Lorsque l'occasion se présente, on n'hésite pas à profiter de barrières naturelles, comme un fleuve ou un marécage, pour mieux isoler les lépreux. A chauvigny vers 1020, les ladres sont sur une rive de la Vienne, le reste de la population sur l'autre, de même à Châtellerault en 1120.

[193] Actuelle Klapeida, en Lituanie

[194] Obregón (D.), « Lèpre », in *Dictionnaire de la pensée médicale*, Paris, Presses Universitaires de France, 2004, p. 676

[195] Corps administratifs formés dans les ghettos juifs, sous l'ordre des autorités nazies. Sorte de gouvernement des ghettos, ils furent mis en place en Pologne avant d'être étendus aux autres pays d'Europe centrale et d'Europe de l'Est.

[196] Zones d'épidémies

Saint-Lazare de Poitiers s'implanta très à l'écart de la ville, au-delà d'une zone marécageuse, avant 1177. Les habitants de Saint-Jean-d'Angély pouvaient également respirer à leur aise, les ladres vivaient au fin fond du faubourg de Taillebourg, et les bras de la Boutonne[197] interposaient un écran salutaire[198] ».

Autre point commun avec les lazarets, les léproseries étaient bâties en tenant compte de la direction des vents dominants, car on craignait que ces derniers portassent les « effluves malins » vers les habitants sains des villes.

## Le ravitaillement

Nous avons eu l'occasion de le souligner *supra*, dès lorsqu'une région suspectée d'être un foyer épidémique est encerclée par un cordon sanitaire, l'Etat doit prévoir un dispositif permettant aux vivres d'entrer. Au-delà de préoccupations humanitaires, le risque de voir une population affamée se révolter devient trop sérieux. C'est pourquoi des zones tampons, dans lesquelles des marchés s'établissent, sont établies en certains points des cordons sanitaires. Dans ces espaces, les populations isolées peuvent échanger leurs produits. Les habitants isolés peuvent, non seulement y acheter des vivres et autres denrées nécessaires à leur survie, mais également écouler leur production et s'assurer une rentrée d'argent, plus que nécessaire en ces temps de crise économique. Les lieux sont contrôlés par les troupes, afin d'éviter que des personnes en profitent pour fuir le centre de quarantaine.

C'est ainsi qu'en 1768, au plus fort des cordons sanitaires des Habsbourg, les autorités avaient établi des *Rastelle*, sortes de marchés hebdomadaires sur les zones frontalières entre l'Autriche et la Turquie. Le voyageur irlandais Robert Walsh décrit ainsi le *rastel* de Turnu Roşu, en Transylvanie : « Un grand bâtiment est élevé sur la ligne de la frontière. Une partie de ce bâtiment est en Autriche, et l'autre sur le territoire appartenant à la Turquie. L'intérieur est séparé par une grande

[197] Affluent droit de la Charente, cette rivière arrose aujourd'hui les départements des Deux-Sèvres et de la Charente-Maritime

[198] Bériac Françoise, *Histoire des lépreux au moyen âge. Une société d'exclus*, Paris, Imago, 1988, p. 183

table, d'un côté sont les vendeurs, de l'autre les acheteurs. Le bétail est rassemblé en groupes dans une prairie fermée par une claire-voie.

Les acheteurs font leur choix, et quand le prix est convenu, l'argent est compté sur la table. Celui qui provient des paysans valaques (sujets turcs) est trempé dans du vinaigre placé sur la table à cet effet. Le bétail acheté est ensuite conduit dans un étang qu'il traverse, et après ce lavage, il est emmené par les acheteurs. Au moyen de ces précautions, cinq à six cent paysans se rencontrent deux fois la semaine dans un marché ouvert, dans un pays où la peste exerce ses ravages, et font un échange de leurs denrées, sans contact, ni danger de la contagion[199] ».

Les cordons sanitaires sont indéniablement des opérations coercitives, qui non seulement privent les citoyens de leurs libertés les plus élémentaires, mais mettent également leur survie en danger. C'est pourquoi, malgré les garde-fous mis en place par les autorités, des rébellions se produisaient parfois.

## Les cordons brisés

Nous avons souvent trouvé trace de témoignages rapportant les cas de citoyens isolés qui, excédés par les privations, ont pris la décision de briser le cordon sanitaire. De paisibles pères de familles prennent ainsi parfois les armes pour sortir de leur isolement forcé. Les représailles sont toutefois terribles, car la sécurité de la nation est en jeu.

Dans l'*Applebee's journal* daté du 5 novembre 1721, Daniel Defoe fait ainsi part de son horreur suite à l'exécution à Naples de quatre citoyens français ayant fui Marseille sans certificat de santé. Quelques mois plus tôt, l'écrivain anglais avait décrit les aventures de quelques groupes d'habitants de Marseille ayant outrepassé le cordon sanitaire et pris la mer. Après des jours d'errance, repoussés par tous les ports, ils finiront par mourir de faim et de peste. De tels drames ne sont pas sans rappeler le calvaire que vivent aujourd'hui ces milliers de migrants clandestins qui parcourent la Méditerranée à bord

199 Walsh Robert, *Voyage en Turquie et à Constantinople*, Paris, Moutardier, 1828, pp. 233-234

de leurs frêles embarcations, fuyant non plus la peste mais la guerre, la dictature, le chômage et la misère.

Les réactions étaient d'autant plus violentes qu'une grande distance culturelle séparait les personnes isolées de ceux qui prenaient la décision d'instaurer le cordon sanitaire. C'était le cas, notamment, dans les empires coloniaux de la fin du XIX$^{ème}$-début du XX$^{ème}$ siècle. Ainsi, lorsque les autorités coloniales mettaient en place des cordons sanitaires en Afrique de l'Ouest, cela perturbait les coutumes locales, par exemple les cérémonies de deuil. En effet, plus aucun étranger ne pouvait pénétrer dans le périmètre suspect, même les veillées mortuaires étaient interdites, pour éviter la contamination.

Le politologue congolais Noël Obotela Rashidi écrit à ce propos : « Tout cela inhibe la solidarité clanique, très vivace en cas de survenance d'un décès[200] ». Exaspérées, les populations isolées, même si elles acceptaient toutes les humiliations, les privations les plus dures, finissaient par prendre les armes pour pouvoir accomplir leurs rituels ancestraux. Assurément, certaines limites ne pouvaient être dépassées.

Les cordons sanitaires étaient parfois brisés d'une manière plus ou moins involontaire, ce qui pouvait alors générer, sinon des actes de violence, du moins de vives protestations. Nous avons ainsi retrouvé d'anciens tirages du journal égyptien *Akhbar al Yawm*, datant de 1947. Dans ces colonnes, le journaliste Mohamed Hasanayn Haykel[201] rapporte de nombreux cas de soldats britanniques ayant forcé le cordon sanitaire tenu par des soldats égyptiens, et qui isolait la région d'al Qurayn, alors en proie à une épidémie de choléra[202]. Selon les affirmations du journaliste, les soldats auraient volontairement brisé le cordon sanitaire à trois reprises, actes

---

200 Obotela (R. N.), « La peste à l'est du Zaïre, in *Historiens et populations, Liber amicorum Etienne Hélin*, 1991, Société belge de démographie, Louvain-la-Neuve, Academia, p. 663

201 Nationaliste et fervent défenseur de la thèse du soldat britannique ayant introduit le choléra dans l'Egypte d'après-guerre, il sera quelques années plus tard rédacteur en chef du quotidien *El Ahram,* et proche de Gamal Abdelnasser

202 Haykel Mohamed Hasanay, *Akhbar al Yawm,* numéros du 27 septembre 1947 et du 4 octobre 1947, Le Caire

systématiquement suivis d'excuses officielles de la part de la représentation diplomatique britannique locale.

# DEUXIEME PARTIE

# LA QUARANTAINE ORIENTALE

Après une présentation des grands principes de la quarantaine, cette deuxième partie de l'ouvrage se propose d'examiner la manière dont les procédures étaient concrètement mises en application dans certaines régions du monde. Dans un souci d'originalité, nous avons choisi d'examiner plus spécifiquement les « quarantaines orientales », et plus particulièrement les rives méridionales de la Méditerranée.

Cette région, particulièrement éprouvée par les épidémies de peste, choléra et autres maladies contagieuses, était considérée à risque. Les voyageurs qui rentraient du Levant et de la Barbarie étaient quasi systématiquement soumis à des quarantaines de longue durée. Pour bien comprendre la manière dont les quarantaines étaient perçues dans ces contrées musulmanes, il faut commencer par rappeler brièvement la position de l'Islam vis-à-vis de l'isolement des personnes susceptibles d'être infectées.

En réalité, le texte coranique ne mentionne pas de règles prophylactiques particulières, et la quarantaine n'y est jamais mentionnée. Tout au plus y trouvons-nous quelques vagues références à l'importance et la sacralité de la préservation de la santé chez le croyant. Toutefois, certains *hadiths*[203] font référence aux mesures de quarantaine. Par exemple, selon Oussama Ibn Zeyd[204], le prophète Mahomet aurait un jour déclaré : « Quand vous apprenez que la peste s'est déclarée dans un pays, n'y entrez pas ; et quand elle s'y déclare alors que vous y êtes, n'en sortez pas[205] ».

D'autres *hadiths* sont quelque peu plus explicites quant aux mesures de quarantaine. Ainsi, d'après l'imam Muslim Ibn al Hajjej[206], le Prophète aurait un jour conseillé aux chameliers : « N'amenez pas les bêtes malades boire avec les bêtes saines ».

---

[203] Communication orale du prophète Mahomet ; par extension, recueil qui comprend l'ensemble des traditions relatives aux actes et aux paroles du prophète et de ses compagnons, considérés comme des principes de gouvernance personnelle et collective pour l'ensemble des Musulmans

[204] Petit-fils adoptif de Mahomet

[205] Mohieddine Annawawi, *Riadh as-Salihin, Traduction et Commentaire de Salaheddine Keshrid*, Tunis, Dar Al-Gharb Al-Islami, p. 494

[206] Abû al Husayn Muslim Ibn al Hajjaj al Quchayri al Nisaburi, né à Nichapur en Iran vers 821, décédé en 875

L'imam a également rapporté le *hadith* suivant : « Il n'y a ni contagion, ni superstition », ce qui sous-entendrait qu'il n'y a de contagion que par la volonté de Dieu.

Toujours selon l'imam Muslim, Mahomet aurait un jour été interrogé par un bédouin : « Oh ! Envoyé de Dieu, j'avais un troupeau de dromadaires frais comme des gazelles, un mais dromadaire galeux s'y est introduit et les a rendus tous galeux ». Ce à quoi le prophète aurait ironiquement répondu : « Mais qui a contaminé le tout premier dromadaire ?[207] ».

Il n'existe donc pas à proprement parler de doctrine islamique concernant la mise à l'écart des individus malades, principe fondamental de la quarantaine. Retenons toutefois que, même si le pestiféré qui meurt est considéré comme *chahid*[208], le Musulman se doit de tout mettre en œuvre pour préserver sa propre santé, ainsi que celle de l'ensemble de sa communauté. Il serait intéressant de voir, à travers quelques cas concrets, la manière dont étaient gérées les quarantaines en terre d'Islam.

Nous examinerons ici la Régence de Tunis, avant de voir ce qu'il en était des quarantaines dans le Hijjez.

---

[207] Pour plus de détails, voir *Sahih Muslim*, considéré comme l'un des plus authentiques recueils de *hadiths* de l'Islam sunnite, littéralement intitulé *Al-Musnadu Al-Sahih bi Naklil Adli*. Il a été écrit par l'imam Muslim ibn al-Hajjaj

[208] Martyre, au même titre que celui qui meurt au *jihad*. Quelques hadiths rapportés par l'imam Mohamed el Boukhari (810-870) vont dans ces sens : « La peste constitue un martyre pour tout musulman », « Il y a cinq martyrs : celui qui meurt de la peste, celui qui meurt de choléra, celui qui meurt noyé ou écrasé et celui qui trouve le martyre dans la voie de Dieu », Celui qui meurt de la dysenterie est un martyr ; celui qui meurt de la peste est un martyre », etc…

# Chapitre V

# LA QUARANTAINE DANS LA REGENCE DE TUNIS

La Régence de Tunis[209] bénéficie d'une position géostratégique exceptionnelle, puisqu'elle se situe au centre des grandes routes maritimes méditerranéennes, entre le Levant et l'Europe méridionale. Ses grands ports, La Goulette, Porto Farina, Sousse, Sfax, Djerba, représentent des points de passage privilégiés pour les commerçants, mais également les diplomates, les savants, les aventuriers de tous poils.

Faisant partie de la Barbarie, et donc assimilée au Levant du point de vue sanitaire, la Tunisie est considérée comme un pays à risque. De ce fait, les voyageurs qui en proviennent sont systématiquement porteurs d'une patente brute, ou au mieux suspecte. La quarantaine est donc une procédure connue dans les ports tunisiens, même si sa mise en application n'a pas toujours respecté les principes sanitaires les plus élémentaires.

## Le XVII^ème^ siècle

Le XVII^ème^ siècle, en particulier, est marqué par la valse d'hésitation des beys tunisiens. En effet, ces derniers subissent régulièrement les pressions des Occidentaux, au travers de leurs puissants consuls accrédités à Tunis, adeptes de la quarantaine et soucieux de bloquer les épidémies au plus près de leur origine orientale. D'un autre côté, les souverains tunisiens étaient sous l'influence directe des *ûlamas*, docteurs de la loi islamique, pour qui il ne convient pas d'accabler doublement un Musulman, déjà malade, avec un isolement et des privations inutiles.

---

209 La régence de Tunis, actuelle Tunisie, a existé de 1574, date où elle est placée sous souveraineté de l'empire ottoman, jusqu'en 1881, lorsque la France y instaure un protectorat

Les beys devaient également prendre très sérieusement en considération la donne économique de la Régence, puisque les quarantaines ralentissent le commerce, en dissuadant les négociants occidentaux de faire des échanges avec les Tunisiens. L'historien tunisien Sadok Boubaker a réalisé un remarquable travail sur l'impact de la peste sur le commerce dans la régence entre le milieu et la fin du XVIIème siècle. Le graphique suivant indique, par exemple, le nombre de navires européens quittant le port de Tunis en direction de Marseille, Gênes, Livourne et Malte, sur la période 1654-1700 :

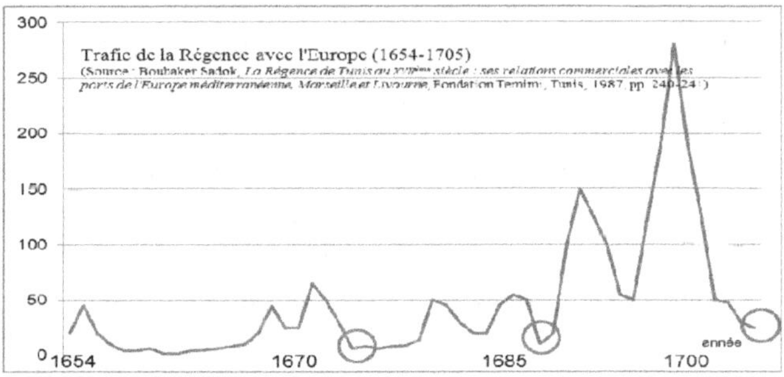


On voit bien ici, au travers de l'effondrement de l'activité commerciale lors des trois grandes épidémies de peste de 1675-1678, 1689-1690 et 1701-1705, la manière dont l'instauration des quarantaines en temps de peste peut ruiner l'économie du pays durant au moins quatre ou cinq années consécutives.

Les décisions prises par les beys vis-à-vis des quarantaines étaient donc difficiles, puisqu'il fallait être à la fois ouvert aux courants hygiénistes modernistes, se plier aux traditions islamiques millénaires, et protéger l'économie du pays.

## Le XVIIIème siècle

Bon gré mal gré, tout au long du XVIIIème siècle, les beys husaynites de Tunisie instaurent, avec plus ou moins de rigueur, le régime des quarantaines et des cordons sanitaires, ce qui protègera parfois le pays contre les épidémies, alors même qu'Alger et Tripoli sont beaucoup plus régulièrement touchés, d'une manière dramatique.

En réalité, les beys sont très largement influencés par les consuls et les médecins français, italiens et maltais installés à Tunis. De fait, jusqu'à l'indépendance du pays en 1956, on a l'impression que la stratégie sanitaire reste du ressort exclusif des Européens, et en particulier des Français. Mathieu Maximilien Prosper, Comte de Lesseps, consul de France à Tunis, écrit ainsi en 1834 : « Pour les mesures sanitaires, les Européens exercent à Tunis une autorité absolue[210] ».

Les réactions des beys sont parfois surprenantes, et dénotent en tous les cas une absence de stratégie raisonnée. On ne saurait désavouer la constatation faite par le microbiologiste français Didier Raoult : « La logique ne prévaut pas dans les comportements humains pour ce qui concerne les maladies infectieuses... La contagion génère une inquiétude extrêmement importante, mais le non-visible est difficilement perçu comme une menace réelle[211] ».

Le négociant marseillais Nicolas Béranger écrit quant à lui : « Le huit juillet (1702) trois vaisseaux du Bey arrivèrent à Porto Farina[212] avec 1200 Turcs à bord, mais attaqués par la peste. Le Bey Mourad III dans un de ses défis monta à bord obligeant sa suite à le suivre et voyant un pestiféré qui fumait prit la pipe[213] et l'acheva avec un visage riant en présence de tous les pestiférés et de ceux qui l'avaient accompagnés[214] ». On sait que Napoléon Bonaparte prendra des risques aussi

---

[210] Archives Nationales de Tunis, Série Historique, Dossier n°809/3, Lettre de Mathieu Maximilien Prosper, Comte de Lesseps, au quai d'Orsay, 13 juillet 1834

[211] Raoult Didier, *Les nouvelles maladies infectieuses*, Paris, PUF, 1999, p. 99

[212] Village situé à mi-chemin entre Tunis et Bizerte, devenu aujourd'hui *Ghar el Melh*

[213] Il était courant de fumer la pipe dans les lazarets, la fumée du tabac étant réputée purificatrice. En attestent les centaines de pipes découvertes dans les lazarets en ruine, tant en Orient qu'en Occident

[214] Boubaker (S.), « La peste dans les pays du Maghreb : attitudes face au fléau et impacts sur les activités commerciales (XVI$^{ème}$-XVIII$^{ème}$ siècles) », in *Revue d'histoire maghrébine*, 1995, n°79-80, Fondation Temimi, Tunis, p. 329 ; voir également Béranger Nicolas et Sebag Paul, *La Régence de Tunis à la fin du XVII$^{ème}$ siècle*, Paris, L'Harmattan, 1993

inconsidérés en visitant ses soldats pestiférés cantonnés à Jaffa, lors de la campagne d'Egypte[215].

Quelques années plus tard, lorsque le *Grand Saint-Antoine* débarque la peste à Marseille le 25 mai 1720, le bey Hussein est tellement épouvanté qu'il exige une patente nette pour tout navire désirant accoster dans la Régence, et fait interdire l'entrée à tout bâtiment provenant d'un port suspect. Il ordonne également une quarantaine systématique de 20 jours à tout bâtiment provenant d'un port français. En 1733, il fait isoler l'île de Jerba, où des cas de peste avaient été signalés, interdisant tout contact avec le continent. En 1767, le bey Ali II ordonne une fois de plus d'installer un cordon sanitaire autour de la ville portuaire de Zarzis, gravement touchée par une épidémie de peste[216].

Vers la fin du XVIII^ème^ siècle, la régence de Tunis relâche à nouveau sa politique de quarantaine, ce qui causera une des plus graves épidémies de peste qu'aura connue la Barbarie. L'historienne de l'islam méditerranéen Lucette Valensi écrit ainsi : « Tunis ignore les mesures prophylactiques que l'Europe chrétienne applique : il n'y a pas d'administration de la quarantaine qui contrôle les arrivées et départs des bâtiments ; pas de lazaret pour les passagers ou les équipages. L'équipement anti-contagieux est donc déficient, mais la Tunisie n'est pas, pour autant, ouverte à tout venant. Une institution réduit les risques de contagion : un lazaret pour les marchandises, établi dans le lac de Tunis, sur l'île Chikly[217].

D'autre part, les bâtiments en provenance des pays infestés sont renvoyés[218]. Encore faut-il que les informations reçues au

---

215 Scène immortalisée en 1804 par Antoine-Jean Gros, *Bonaparte visitant les pestiférés de Jaffa*, conservé au Musée de Condé, Chantilly

216 Speziale (S.), « Les Anglais et la peste dans la régence de Tunis (XVIII^ème^-XIX^ème^ siècles) », in *Revue d'histoire maghrébine*, 1998, n°89-90, Fondation Temimi Tunis, p. 121

217 Pour plus de détail, voir Poiron Abbé, *Mémoires concernant l'état présent du Royaume de Tunis*, Paris, 1925

218 Archives Nationales de Paris, Série Affaires Etrangères, Sous-série BI, Volume 1130, Lettres des 3 juillet, 6 août et 21 décembre 1721, lettre du 9 mai 1722 ; 1137, Lettre du 19 juin 1753. Ces documents indiquent toutefois que la quarantaine pouvait aussi se pratiquer à bord même du bâtiment suspect

Bardo[219] précèdent l'arrivée des bâtiments suspects ; que les ordres soient rigoureusement appliqués ; qu'enfin la surveillance s'exerce aussi sur les voies de terre. Ce n'est pas toujours le cas. Tantôt un cordon sanitaire s'établit, ou une quarantaine est imposée aux caravanes[220], tantôt une manière de force d'inertie s'exerce, et aucune précaution n'est prise.

Ainsi, en 1786, alors que le pays est déjà épuisé par les coups répétés de la maladie, et que les blessures ne sont pas cicatrisées, la liberté des communications avec l'Algérie est maintenue. Quand le Bey prescrit des mesures d'isolement et d'hygiène, la résistance qu'il rencontre l'oblige à y renoncer. Ainsi, une administration sanitaire inexistante, une politique hésitante : autant dire que le pays n'oppose pas de barrière infranchissable à la maladie[221] ». Une des caractéristiques de la régence était donc une application hésitante, au gré des jours, des principes de quarantaine.

Le lazaret de Chikly, mentionné par Lucette Valensi, était à l'origine un fort, construit en 1534 pour protéger Tunis contre les incursions du corsaire turc Kheireddine Baba Arrouj, plus connu sous le nom de Barberousse. Le lazaret figurait souvent dans les carnets des voyageurs du XVIII$^{ème}$ siècle. En 1752, Poiron écrivait ainsi : « Au nord de cet Etang, à deux ou trois cent toise du rivage, est un fort quarré qu'on appelle Chikely, qui sert aujourd'huy de lazaret pour les bâtimens qui viennent des pays contaminés et qui y déposent leurs marchandises pour y être purifiées. Les Tunisiens, depuis quelque tems, prennent des précautions contre la peste ; aussi n'en ont-ils point été affligés depuis plus de cinquante ans[222] ».

Un autre voyageur, Desfontaines, qui visita Tunis entre 1783 et 1786, écrit également : « Au milieu du lac de Tunis, est un

---

219 Ancienne résidence du bey, fondée au XV$^{ème}$ siècle, devenue aujourd'hui le siège du parlement tunisien

220 Voir Ben Youssef Mohamed Seghir, Mechra el Melki, *Chronique tunisienne, 1705-1771*, traduction de Serres et Lasram, Tunis, 1900, p. 347

221 Valensi (L.), « Calamités démographiques en Tunisie et en Méditerranée orientale aux XVIII$^{ème}$ et XIX$^{ème}$ siècles », in *Annales. Economies, sociétés civilisations*, 1969, 24$^{ème}$ année, n°6, pp. 1549-1550

222 Cité par Speziale Salvatore, *Oltre la peste. Sanità, popolazione et società in Tunisia e nel Maghreb (XVIII-XX secolo)*, Cosenza, Luigi Pellegrini Editore, 1997, p. 206

petit château où les navigateurs, de même que les marchandises qui viennent d'Orient, dans les temps de peste, sont déposés pendant quinze jours[223] ».

## Le XIX$^{ème}$ siècle

Au début du XIX$^{ème}$ siècle, le fort de Chikly est en ruine, mais sert encore « de lazaret aux marchandises suspectes, ainsi qu'à quelques personnes atteintes de la peste[224] ». Mal entretenu, il finira toutefois par fermer ses portes dès 1845.

Dans le courrier diplomatique des années 1780, nous avons trouvé trace de nombreuses lettres dans lesquelles des consuls occidentaux faisaient part de leur étonnement face au manque de sérieux dans la gestion des quarantaines en Tunisie. C'est ainsi que le 2 mars 1787, le consul britannique James Traill écrit à Lord Sidney que les autorités tunisiennes se contentaient d'imposer une quarantaine aux bâtiments porteurs de patentes brutes[225]. Cela signifierait que les capitaines porteurs de patentes suspectes étaient autorisés à débarquer passagers et marchandises sans être inquiétés.

L'écrivain italien Giampietro Vieusseux se demande également, à propos des caravanes qui arrivent du Royaume d'Alger en 1818 : « Que signifie la quarantaine des hommes, lorsque les marchandises qu'ils amènent restent emballées et pénètrent ainsi dans le pays ? Que signifie même la quarantaine de quarante jours à laquelle sont soumis à la Goulette[226] les navires venant du Levant, lorsque certains voyageurs obtiennent la permission de débarquer et qu'aucune des formalités voulues ne sont observées ?... [La quarantaine] n'est au fond qu'un établissement financier dont le but est de percevoir un impôt sur la navigation sous le prétexte de veiller à la santé publique[227] ».

---

223 Emerit Marcel, *Trois notes d'histoire tunisienne. A propos de la caravane de Salé,* in *Cahiers de Tunisie*, 11, 1955, pp. 466-467

224 Cité par Speziale Salvatore, *Oltre la peste. Sanità, popolazione et società in Tunisia e nel Maghreb (XVIII-XX secolo)*, Cosenza, Luigi Pellegrini Editore, 1997, p. 207

225 PRO.FO 77/33, Tunis, 2 mars 1787, Consul James Traill à Lord Sidney

226 *Halq el oued*, port de Tunis

227 Vieusseux Giampietro, *La peste de Tunis, 1818-1819*, Florence, 1979, p. 43

Il est vrai que, à l'époque des faits, le capitaine d'un navire en quarantaine à la Goulette doit verser au consul du pays concerné (il s'agit de la nation dont le pavillon est battu par le navire en quarantaine) le montant de 5 piastres au titre de la patente du bateau, et 10 piastres pour la patente de chaque passager[228]. Autant dire que la quarantaine constituait des rentrées d'argent importantes, faisant parfois passer au second plan les préoccupations sanitaires.

Vers la fin du XVIIIème siècle, de nombreux ilots sont utilisées pour effectuer les quarantaines dans la régence, et en particulier les îles de Zembra, Biscilea, Desli[229] ou la Galite[230]. Le consul d'Esparron écrit ainsi au marquis De Castries : « Vous verrés, Monseigneur, dans le Procés-verbal que j'ai l'honneur de joindre ici, que Sidi Mustapha, sur une seconde demande de ma part, se serait preté à laisse débarquer, soit sur l'île de Biscilea, soit sur celle de Zimbre [Zembra] tous les hagis[231] pour y faire leur quarantaine si la mésintelligence qui régnait entre le Cap.ne français et les marocains ne se fut apposée à la bonne volonté[232] ».

L'avantage des petites îles, dont beaucoup se situent au nord de la Tunisie, est qu'elles permettent aux petites embarcations d'accoster facilement. En effet, la quarantaine ne concernait pas uniquement les gros bateaux, puisque même les petites barques de pêcheurs pouvaient être assujetties à des cantonnements forcés dans les lazarets. C'est ainsi qu'en juin 1817, pendant l'épidémie de peste qui ravagea Bône[233], des pêcheurs de corail napolitains, dont quelques-uns ont succombé au mal, fuient Bône et accostent à Tabarka.

---

228 PRO.FO.77/13, *Lettre du vice-consul A. Tulin à B. Wilnot, sous-secrétaire d'Etat du département de la guerre et des colonies*, Tunis, 10 septembre 1822, *Copy of the Tarif of fees of the British consulate at Tunis*

229 Au large de Sfax

230 Point le plus septentrional du continent africain. Il s'agit en réalité d'un archipel, qui servit notamment de quarantaine pour les pêcheurs de corail napolitains, avant leur rapatriement au Royaume de Naples, pendant la peste de 1817-1821. Pour plus de détails, voir ASN.AE.TU.7277/247, Tabarca, Lettre de l'agent S. de Martino au consul R. de Martino, 15 juin 1817

231 Entendre *hajji*, pèlerins à la Mecque

232 ANF.AE-B-I/1151, Tunis, 5 avril 1784

233 Actuelle Annaba, en Algérie

Alerté, l'agent sanitaire du Royaume des deux Siciles en poste à Tabarka leur impose immédiatement une quarantaine et les fait enfermer durant 32 jours dans un hôpital sur l'île de la Galite, au large de Tabarka. Il leur permet alors de débarquer leur corail, avant de les envoyer au lazaret de Livourne[234]. Une lettre datée du 2 août 1817 semble d'ailleurs confirmer l'efficience de telles mesures : « Il male pare che seguiti ad essere arrestato in quei piccoli villaggi delle Reggenza di Tunisi confinati con Bona[235] ».

Au début du XIX$^{\text{ème}}$ siècle, les quarantaines semblent être appliquées plus ou moins sérieusement dans la Régence. Le docteur Louis Frank, qui avait servi en tant que médecin dans l'armée d'Egypte, avant de devenir le médecin personnel du Pacha de Jannina puis du Bey de Tunis, écrit ainsi : « Le *Bey* méprisait d'abord, en bon musulman[236], toutes les mesures préventives, et les précautions sanitaires que les Européens lui suggéraient ; mais lorsqu'il vit le fléau exercer ses ravages jusque dans son palais même, il revint de la résignation que lui inspirait le dogme du fatalisme…[237] ».

A priori, il semblerait que les informations circulaient bien d'une rive à l'autre de la Méditerranée : la Chambre de Commerce de Marseille informait le consul de France à Tunis des cas de maladies contagieuses, leur provenance et les navires suspectés. De son côté, à Marseille, le représentant du bey délivrait les patentes aux capitaines des navires en partance pour le Régence. Lorsqu'un bâtiment se présentait à un port tunisien, on savait donc à peu près s'il fallait le laisser débarquer ses passagers et sa cargaison, ou s'il fallait le mettre en quarantaine.

---

[234] Speziale Salvatore, *Les Anglais et la peste dans la régence de Tunis (XVIII$^{\text{ème}}$-XIX$^{\text{ème}}$ siècles),* in *Revue d'histoire maghrébine*, 1998, n°89-90, Fondation Temimi, Tunis, p. 129

[235] Buonocore (F.), *«* Due tragici avvenimenti nelle reggenza di Tunisi all'inizio del XIX secolo *»,* in *Africa*, 1968, XXXIII, n°2, pp. 165-166

[236] De nombreux auteurs occidentaux considéraient les Musulmans fatalistes, au point de refuser toute mesure de prévention sanitaire ; préjugé colonialiste, sans base scientifique

[237] Frank (L.), « Notes historiques : données médicales sur Tunis de l'an 1806 », in *Revue maghrébine d'endocrinologie-diabète et de reproduction, volume 3, n°4*, 1997, Tunis, 1997, p. 134

Par ailleurs, nous avons trouvé trace de l'envoi de produits prophylactiques français, fort utiles aux quarantaines en Tunisie, d'autant plus que la médecine pastorienne en France avait alors atteint un haut niveau d'efficacité. Le médecin et historien français François Arnoulet écrit ainsi : « En mai 1826, le consul de France à Tunis recevait des services d'hygiène à Marseille deux caisses contenant des préparations désinfectantes confectionnées par Labarraque, pharmacien à Paris[238] ».

Pourtant, hormis quelques prises de conscience ponctuelles, le système de la quarantaine était bien mal appliqué dans la Régence, comme le souligne le même François Arnoulet : « La quarantaine mal appliquée dans la Régence faute de lieux organisés pour assurer l'isolement nécessaire est résolue en partie par l'article 13 d'une ordonnance du 7 août 1822 obligeant tous les bâtiments abordant la Tunisie par la côte est à venir auparavant recevoir leur patente à Tunis et à y subir la visite d'un médecin. Malgré cette mesure, lorsque le choléra apparaît en 1831, la quarantaine imposée n'est que de dix jours[239] ».

## Quarantaine et diplomatie

Il faudra attendre le 24 octobre 1835, pour que le bey finisse par céder aux pressions des consuls européens, et se décide enfin à créer un conseil sanitaire. La nouvelle institution est composée par les consuls des puissances étrangères accréditées dans la Régence. La partie tunisienne est représentée par le médecin chef du bey et par le gouverneur de La Goulette, qui abrite alors le plus grand port de la Régence.

La présidence du conseil est assurée à tour de rôle par chacun des membres, et la mission assignée à tous est de contrôler d'un point de vue sanitaire toutes les entrées

---

[238] Arnoulet (F.), « La médecine européenne à Tunis et dans la régence de 1800 à 1881 », in *Revue d'histoire maghrébine* n° 93-94, 1999, Fondation Temimi, Tunis, p. 30

[239] Arnoulet (F.), « La médecine européenne à Tunis et dans la régence de 1800 à 1881 », in *Revue d'histoire maghrébine* n° 93-94, 1999, Fondation Temimi, Tunis, p. 30

d'hommes et de marchandises dans la Régence. Réuni pour la première fois le 19 novembre 1835, soit très peu de temps après sa création, le conseil décide de construire un lazaret à Tunis, celui de Chikly tombant en ruine et n'étant plus apte à remplir sa fonction.

Il faudra toutefois attendre encore vingt longues années pour que le projet se concrétise, avec l'aménagement d'un lazaret dans les entrepôts désaffectés d'un thonaire des îles Coniglière[240], au large du port de Monastir. Le lazaret, qui fonctionne grâce aux taxes sur les importations, est conçu pour réaliser des quarantaines de 10 jours pour les passagers et de 14 jours pour les marchandises[241].

L'autre grande décision prise par le jeune conseil sanitaire tunisien a été la nomination d'un agent sanitaire dans chacun des grands ports de la Régence, et en particulier à Tabarka, La Galite, La Goulette, Bizerte, Sousse, Monastir, Mahdia, Sfax, Jerba et Zarzis[242]. Le conseil sanitaire continuera ainsi à fonctionner, bon gré mal gré, sur le modèle occidental jusqu'en 1882, soit un an après l'instauration du protectorat sur la Tunisie.

Sur le plan sanitaire, Tunis est également menacée par le retour annuel de ses pèlerins, qui rentrent souvent malades de la peste, et surtout du choléra. Ces derniers, une fois débarqués à Tunis, propagent le mal dans leurs foyers, jusqu'au plus profond des *douars*[243] de l'intérieur. En 1818 par exemple, la peste avait été introduite dans l'intérieur du pays par les pèlerins rentrant de la Mecque. En 1831, une grave épidémie de choléra ravage le *Hijez*, au moment même où les pèlerins

---

[240] Les Coniglière (signifiant lièvre en italien), ou Conigeras, sont en réalité un ensemble de cinq petites îles situées entre la Sicile et Malte, à une quinzaine de kilomètres des côtes tunisiennes. Le lazaret était probablement construit sur la Grande Coniglière, la plus grande île du petit archipel

[241] Arnoulet (F.), « La médecine européenne à Tunis et dans la régence de 1800 à 1881 », in *Revue d'histoire maghrébine,* 1999, n° 93-94, Tunis, p. 30

[242] Pour plus de détail, voir Arnoulet (F.), « La médecine européenne à Tunis et dans la régence de 1800 à 1881 », in *Revue d'histoire maghrébine,* 1999, n° 93-94, Tunis, pp. 29-31

[243] Groupement d'habitations, fixe ou mobile. Par extension, division administrative de base, fraction territoriale de la commune. Le *douar* est souvent assimilé à un village

tunisiens entament leur voyage de retour. Face à l'indolence du bey, la diplomatie européenne se mobilise.

Le 20 septembre 1831, le corps consulaire accrédité à Tunis se réunit à la Maison de France, et décide d'envoyer de toute urgence une note aux consuls étrangers en poste à Alexandrie, Tripoli et Tanger. Voici un extrait du procès-verbal de cette réunion : « [Les consuls doivent] obliger les capitaines des navires de leurs nations, qui chargeaient des pèlerins en retour pour la Tunisie, à aller d'abord purger leur entière quarantaine dans un port où existe un lazaret avant de se rendre à leur véritable destination.

Mais, sur l'observation d'un membre du conseil qui ne se croyait pas autorisé à faire une pareille démarche[244], il fut décidé que les consuls s'adresseraient à leurs gouvernements respectifs pour que des ordres, en conséquence, s'ils les jugeraient convenables, furent expédiés aux consuls des villes précitées[245] ».

Notons ici l'ingérence étrangère, jugée excessive par certains intellectuels tunisiens, tels l'historien Mounir Abid, qui s'indigne : « D'ailleurs, les représentants étrangers, qui n'épargnaient pas, comme on le sait, aucun effort pour miner l'appareil de l'Etat tunisien, en ont largement abusé. Par le biais sanitaire, c'est un large champ d'activité qui s'ouvrait devant eux pour exercer l'influence de l'Europe au sein du pays, et soumettre la souveraineté nationale à un mécanisme implacable d'érosion.

En vertu de cette usurpation, en effet, ils en arrivèrent, progressivement, à prendre des décisions, à promulguer des lois, voire même à percevoir des impôts. A Tunis, où leur influence grandissait, ils finirent par isoler la ville de l'autorité

---

244 Il s'agit du consul britannique, qui ne voulait pas entraver l'activité maritime de son pays dans la région

245 Gomma François, *L'assistance médicale en Tunisie : essai sur l'histoire de la médecine et de l'hygiène publique dans la régence, Thèse pour le Doctorat en médecine*, Bordeaux, Cador, 1904

beylicale. Chose grave, le pèlerin tunisien les vit s'imposer pour règlementer son voyage[246] ».

Il est vrai que les diplomates occidentaux, imbus de leur médecine pastorienne, avaient tendance à mêler colonialisme et « impérialisme médical »[247]. Le 18 mai 1903, M. Acquaviva avait ainsi affirmé, lors d'un discours devant la Conférence consultative : « C'est incontestablement à l'Etat qu'incombe, dans ce pays [la Tunisie], l'obligation de mettre les soins médicaux à la portée de tous les Français et même de tous les indigènes qui pourraient ainsi recourir à nos praticiens lorsque les empiriques[248] et les rebouteux seraient impuissants à les guérir.

En nous occupant de de leur santé, nous donnerons à nos protégés une marque de l'intérêt que nous portons à leurs personnes, en même temps que nos médecins, par leur science, prouveront la supériorité de notre civilisation[249] ». Plus simplement, nous dirons que les Occidentaux voulaient éviter que l'épidémie, une fois installée à Tunis, ne traverse la Méditerranée et ne frappe à leurs portes.

Le 28 mars 1836, le navire maltais « Alcest » arrive au port de Tunis avec à son bord 220 pèlerins tunisiens. Il avait accompli sa quarantaine à Malte, mais avant d'arriver à Tunis, deux décès suspects sont signalés à bord, ce qui lui vaudra de refaire une deuxième quarantaine à Tunis[250]. Sous la pression grandissante des consuls occidentaux, et face à l'indifférence du beylik, il était devenu d'usage à Tunis d'astreindre à une

---

[246] Abid (M.), « Les débuts de la règlementation sanitaire du pèlerinage tunisien à la Mecque (1831-1866) », in *Revue d'Histoire Maghrébine*, 1995, 22ème année, n° 79-80, Fondation Temimi, Tunis, p. 273

[247] Bouhdiba Sofiane, *Médecin du bled. Sur les pas du médecin de colonie dans le Protectorat tunisien (1881-1956)*, Paris, L'Harmattan, 2013, pp. 90-96

[248] Le concept d'empirisme, dérivé du grec *empeira*, expérience, désigne une théorie de la connaissance provenant exclusivement de l'expérience comprise comme sensation, qu'elle soit transmise par les sens ou non. Cet usage se généralise en Europe à partir de Kant

[249] Gomma François, *L'assistance médicale en Tunisie : essai sur l'histoire de la médecine et de l'hygiène publique dans la régence, Thèse pour le Doctorat en médecine*, Bordeaux, Cador, 1904, p. 59

[250] Archives Nationales de Tunis, Série Historique, Correspondances du consul de Tunis à Malte, Dossier n° 250, Carton n° 570, Lettre n° 18 de Lorenzo Farrugia à Mustapha Khaznadar, 28 mars 1836

quarantaine préventive tout navire en provenance du *Hijjez* avec des pèlerins à bord, même si le capitaine était en possession d'une patente nette.

Quelques années plus tard, en 1865, l'affaire du « Sammanout » va faire l'objet de grands débats, et cristalliser les vives tensions qui existaient entre Occidentaux et Musulmans. Le 2 septembre 1865, alors que le *Hijjez* est ravagé par une meurtrière épidémie de choléra, le navire turc « Sammanout » arrive au port de La Goulette, en provenance de la Mecque. Durant les cinquante jours de traversée d'Alexandrie à Tunis, plusieurs pèlerins décèdent à bord[251]. Le conseil sanitaire refoule le bâtiment, malgré l'intervention du délégué du sultan Mohamed Bargache.

L'affaire suscite une vive émotion à Tunis, au point que Mohamed Sadok bey demande l'avis d'un jury composé de douze notables. Ces derniers sont unanimes : le refoulement de pèlerins ayant accompli leur devoir de musulman serait une insulte à l'Islam. Ce qui n'arrange rien, c'est que la décision de refouler les pèlerins avait été prise par des non-musulmans. Le bey adresse alors sans conviction quelques reproches au conseil sanitaire, mais au bout de vingt jours de négociations, le « Sammanout » est finalement envoyé à l'île de Zembra, à une cinquantaine de kilomètres au large de La Goulette, pour y purger une quarantaine de vingt jours.

Durant la quarantaine, douze pèlerins succombent à la fatigue et aux privations. Le Khalifa et les Oumana de la ville de Bizerte ont pitié des survivants et leur portent assistance : « ...chaque jour ils leur faisaient porter deux bœufs, des moutons, de la volaille, du beurre, de l'huile, de la farine, des légumes et du combustible. Ils leur avaient envoyé enfin vingt tentes[252] ».

Un constat peut être fait de cette douloureuse affaire : apparemment, l'autorité du bey ne vaut plus rien face au tout-puissant conseil sanitaire, représentant l'Occident impérialiste.

---

251 Lettre d'El Ayachi Ben Mohamed Bennis à El haj Mohamed Ben El Madani Bennis, 3 septembre 1865

252 Archives Nationales de Tunis, 803/79, Rapport du délégué sanitaire, Antoine Bolelli, 25 octobre 1866

Nous ne sommes d'ailleurs plus qu'à une quinzaine d'années de l'instauration du Protectorat sur la Tunisie…

Par ailleurs, le conseil sanitaire se rend compte de l'importance du rôle que peut jouer l'île de Zembra dans la politique de quarantaine. Et, lorsqu'il demande officiellement d'obtenir la concession de l'île pour en faire un point de débarquement des pèlerins suspects[253], la réponse du bey, une semaine plus tard, en dit long sur ses marges de manœuvre : « Nous avons reçu votre lettre concernant la quarantaine que les Hadjis, venant avec maladie contagieuse dans l'île de Zembra, auraient à faire. Nous sommes convaincus que l'air du dit endroit est très sain, bon et proche[254] ». Correspondance incertaine, signée d'un monarque illusoire. Les jours du beylik sont comptés[255].

## Sous le protectorat

Quelques années plus tard, dans une Tunisie devenue protectorat français[256], un service d'hygiène directement issu de la médecine pastorienne est progressivement mis en place[257]. La quarantaine est largement pratiquée, mais pas seulement dans les ports. C'est ce qui explique d'ailleurs l'existence d'un lazaret en plein milieu de la ville de Tunis, bien loin des côtes : le lazaret de la Rabta[258], perché en haut de *Djebel Lakhdhar*. Dans les années 1910, il était encore d'usage d'y isoler les malades contagieux[259].

---

[253] Archives Nationales de Tunis, 803/80, Werry to Sadok Bey, Lettre du 17 novembre 1867

[254] Archives Nationales de Tunis, 803/81, Rapport lu à la séance du conseil sanitaire du 25 novembre 1867

[255] Bouhdiba Sofiane, *Médecin du bled. Sur les pas du médecin de colonie dans le Protectorat tunisien (1881-1956)*, Paris, L'Harmattan, 2013, pp. 11-14

[256] En avril 1881, les troupes françaises envahissent le territoire tunisien

[257] Pour plus de détail, voir Bouhdiba Sofiane, *Médecin du bled. Sur les pas du médecin de colonie dans le Protectorat tunisien (1881-1956)*, Paris, L'Harmattan, 2013

[258] En 1912, le lazaret de la Rabta est intégré à l'hôpital Sadiki, avant de devenir l'Hôpital des Contagieux en 1924, puis l'hôpital Ernest Conseil en 1930

[259] Pratiques attestées à plusieurs reprises par les Docteurs Charles Nicolle, Etienne Burnet ou Ernest Conseil, directeur du Bureau d'Hygiène de la Municipalité de Tunis en 1909

Le lazaret de la Rabta sera toutefois parfois témoin de mises en quarantaine particulièrement coercitives, de véritables opérations « coup de poing ». Ce fut le cas par exemple, le 17 décembre 1929, lorsque plusieurs cas de peste pulmonaire, une des maladies les plus contagieuses et les plus létales qu'il nous a été donné d'étudier, sont déclarés dans la *médina*[260] de Tunis. L'historien canadien Benoît Gaumer relate ce fâcheux incident, sans cacher son étonnement : « Les services d'hygiène de la Direction de l'intérieur prennent alors les choses en main. Les malades et tous les sujets qui ont été en contact avec ceux-ci sont isolés au lazaret de la Rabta : 200 personnes au total. Très rapidement, on s'aperçoit que toutes les personnes atteintes appartiennent à une même communauté : la tribu des Douiret, issue du sud du pays et dont les membres bien connus sont dispersés dans toute la Médina.

Un plan qui pourrait paraître diabolique est alors établi par la Direction générale de l'intérieur, après avis semble-t-il des autorités médicales compétentes, dont le Dr. Charles Nicolle directeur de l'Institut Pasteur. Dans la nuit du 30 au 31 décembre 1929, les 50 maisons supposément habitées par des membres de la tribu des Douiret, sont cernées par les services de sûreté, appuyés par des militaires et accompagnés des services d'hygiène. Près de 400 personnes, dont des femmes et des enfants, sont évacués en pleine nuit dans des camions et mis en quarantaine dans la nouvelle prison de Tunis, dont les occupants ordinaires sont évacués pour les besoins de la cause ![261] ».

Quelques jours plus tard, le Résident général confirme le résultat bénéfique de cette mise en quarantaine pour le moins spectaculaire, prenant à témoin la direction de l'Institut Pasteur de Tunis, au travers d'un courrier adressé au Ministre des affaires étrangères à Paris[262].

---

[260] Vieille ville

[261] Gaumer Benoît, *L'organisation sanitaire en Tunisie sous le Protectorat français (1881-1956)*, Québec, Presses de l'Université Laval, 2006, p. 41

[262] Lettres du Résident général au Ministre des Affaires Etrangères, 2 janvier 1930 et 25 janvier 1930, in Archives Diplomatiques du Ministère des Affaires Etrangères, Paris, série Tunisie 1930-1940, bobine 678, pp. 1-6 et 16-20 ; voir également Conseil (E.) et Durand (P.), « La peste pulmonaire de Tunis

(décembre 1929-1930). Etude épidémiologique », in *Archives de l'Institut Pasteur de Tunis*, 19, 3, pp. 229-244

# CHAPITRE VI
# LA QUESTION DU *HAJJ*

Lors de la Conférence Sanitaire Internationale de Galatasaray, qui s'était tenue du 13 février au 26 septembre 1866, le Docteur Sulpice Antoine Fauvel, considéré comme le grand spécialiste des épidémies dans l'empire ottoman, a réussi à convaincre l'assistance de la haute contagiosité du choléra, en soulignant que la maladie était transmise par les déjections des cholériques.

Il a alors proposé de renforcer la pratique des quarantaines, tant terrestres que maritimes, afin de contrer la menace épidémique représentée par le *hajj*. En ce milieu de XIX^ème^ siècle, la Mecque était en effet considérée comme « …après la vallée du Gange, le second foyer du choléra, et son pèlerinage annuel, une menace permanente pour l'Europe[263] ».

La même année, une commission d'enquête conduite par les Ottomans arrive à la conclusion, statistiques à l'appui, que 13 épidémies de choléra ont effectivement sévi dans le périmètre de la Mecque entre 1831 et 1865[264]. L'année 1865 est entrée dans les annales sanitaires : après la saison du *hajj*, une épidémie de choléra particulièrement virulente gagne le sud de l'Europe, accompagnant le retour massif des pèlerins, et y fait plus de 200 000 victimes. Cette année marquera un tournant dans l'histoire des quarantaines orientales.

## La crise sanitaire de 1865

Tout commence en avril 1865, lorsque des pèlerins bengalis infectés propagent le choléra dans l'enceinte même de La Mecque. Soulignons que la grande promiscuité entre les pèlerins favorise la propagation des virus de toutes sortes : toute la journée, les croyants sont littéralement collés les uns aux

---

263 Navarre Just P., *Manuel d'hygiène coloniale. Guide de l'Européen dans les pays chauds*, Paris, Octave Doin, 1895, p. 535

264 Laurence (H.), « Sécurité et problèmes sanitaires à la Mecque : le cas des pèlerins indonésiens », in *Archipel 56*, 1998, Paris, p. 328

autres pendant les rituels de prière et de déambulation ; ils se bousculent pour manger, pour se déplacer, et la nuit venue ils s'entassent pour dormir sous des tentes insalubres. Les peaux sont collées les unes aux autres, car par grandes chaleur les pèlerins ne sont couverts que des genoux au nombril, les gourdes passent de bouche en bouche, les toilettes ne sont que de vulgaires trous dans le sable. Toutes les conditions sont réunies pour déclencher des catastrophes sanitaires dans le périmètre sacré.

A la fin du *hajj*, entre le 19 mai et le 19 juin, 15 000 pèlerins quittent *Jeddah* à bord de bateaux à vapeur, pour débarquer à Suez avant de rejoindre Alexandrie en train. Le 11 juin, 61 192 décès sont déjà imputés au choléra en Egypte[265]. Le 29 juin, la maladie débarque dans le port d'Istanbul, et de là traverse la mer jusqu'à Trabzon et Odessa. A partir d'Odessa, le choléra suit les voies terrestres et pénètre en Russie, puis jusqu'au cœur de l'Europe orientale[266].

La catastrophe sanitaire ne fait toutefois que commencer : simultanément, deux navires de gros tonnage quittent Alexandrie et débarquent le choléra à Marseille le 11 juin, à Smyrne le 23 juin et à Ancône le 7 juillet. De Marseille, l'épidémie gagne rapidement Valence le 8 juillet, et se répand en Provence, d'où elle remonte par train jusqu'à Paris le 3 septembre.

En quelques mois, profitant des dernières technologies dans les moyens de transport, la machine à vapeur en particulier, le choléra aura voyagé du Bengale jusqu'en Europe occidentale. Un véritable vent de panique souffle alors sur l'Occident, le pèlerinage à la Mecque est pointé du doigt, et le *hajji* est diabolisé, accusé de ramener le virus de la lointaine Asie jusqu'au cœur de l'Europe[267].

---

265 Proust Adrien, *La défense de l'Europe contre le choléra*, Paris, Masson, 1892, pp. 78-87

266 Pollitzer Robert, *Le choléra*, Genève, OMS, 1960

267 Bouhdiba (S.), "Transnational practices and sanitary risks in the Red Sea region: the case of the pilgrimage to Mecca", in *Society for Arabian Studies Monographs* no. 8, 2009, Series editors D. Kennet & St J. Simpson, BAR International Series, Archaeopress, Oxford, pp. 225-228

Il est vrai que de nombreux rapports sanitaires et récits de voyage témoignent de l'omniprésence du choléra auprès du *hajji* tout au long de son périple, frappant les esprits des lecteurs. Le récit de Charles Montagu Doughty, géologue anglais, qui voyagea durant deux ans dans le *hijjez*, et eut souvent l'occasion d'accompagner des pèlerins à la Mecque, nous donne un aperçu de l'état d'esprit qui régnait alors : « Le *hajj* rapportait avec lui la petite vérole. Cette terrible maladie et le choléra sont les fléaux destructeurs de l'Arabie nomade. Les caravanes de pèlerins (dont beaucoup viennent des provinces arabes elles-mêmes) sont comme les canaux par lesquels la contamination des cités se répand, année après année, à travers la vaste péninsule[268] ».

La promiscuité, la fatigue du voyage, le manque d'eau potable, l'hygiène exécrable, la chaleur, sont autant de facteurs qui multipliaient les risques de transmission du choléra au sein de la communauté des pèlerins. Le rituel du sacrifice du mouton[269] était souvent considéré comme le point de départ des plus grandes épidémies de choléra. En effet, l'abattage de milliers de bêtes et l'entassement de leurs carcasses par une température dépassant les 50° favorisait la prolifération bactérienne[270]. Au milieu du XIX$^{ème}$ siècle, il devient évident que le *hajj* joue le rôle de « …redistributeur, vers l'Occident, de l'épidémie de choléra qui ravage une grande partie du monde cette année-là [1865][271] ».

C'est dans ce contexte de psychose sanitaire que les grandes puissances européennes décident de réagir de concert. En 1850, la France propose la mise en place d'un blocus sanitaire pour protéger l'Europe. L'année suivante, la première convention internationale en ce sens est signée entre la France, l'Italie et la

---

[268] Charles Montagu Doughty, *Travels in Arabia deserta*, 1888, Paris, Payot, Paris, 1994

[269] En souvenir de la substitution d'Ismaël par un mouton, alors même que son père Abraham voulait le sacrifier

[270] Husson (L.), « Sécurité et problèmes sanitaires à la Mecque : le cas des pèlerins indonésiens », in *Archipel 56*, 1998, Paris, p. 329

[271] Chiffoleau (S.), « Le pèlerinage à la Mecque à l'époque coloniale : matrice d'une opinion publique musulmane ? », in *Les pèlerinages au Maghreb et au Moyen-Orient : espaces publics, espaces du public*, 2005, Beyrouth, Institut Français du Proche-Orient, p.140

Sardaigne. Il faudra toutefois attendre l'année 1866 pour voir le pèlerinage à la Mecque expressément mentionné dans les conventions sanitaires internationales.

C'est ainsi que deux grandes décisions sont prises durant les huit mois de la conférence sanitaire internationale de Galatasaray de 1866. D'abord, il fut décidé par les pays participants de créer ou de réactiver des stations de quarantaine tout le long des voies maritime et terrestre dans le bassin méditerranéen. On employait même l'expression « campagne quarantenaire », ce qui illustre bien l'importance des moyens matériels et humains[272] mis en œuvre, de même que la dimension coercitive des procédures sanitaires mises en place, la plupart étant appuyée par des troupes armées, tout comme l'étaient les cordons sanitaires.

Une station de contrôle sanitaire est ainsi construite sur l'île de Perim[273], et en 1881, deux nouveaux lazarets sont édifiés en mer rouge, l'un sur l'île de Kamaran[274], l'autre dans le détroit de Bab el Mandeb[275]. Le lazaret de Kamaran, créé au départ pour contrôler l'épidémie de choléra, va toutefois faire l'objet d'interminables négociations entre les grandes puissances, le but inavoué étant l'enrichissement personnel. L'historienne française Laurence Husson témoigne ainsi de la manière dont les malheureux *hajjis* constituaient, bien malgré eux, des enjeux purement économiques : « Wiranakoesoema et Snouck Hurgronje[276] dénoncèrent l'insalubrité et l'inconfort de la quarantaine à Kamaran qui, de plus, était payante et fort

---

[272] Au plus fort de la saison du *hajj*, ce ne sont pas moins de plusieurs centaines d'employés, permanents ou temporaires, qui s'activent à faire fonctionner la lourde machine quarantenaire

[273] Perim, *Barim* en Arabe, également désignée sous le nom portugais *Meyo*, est une île du Yémen située au large de Djibouti

[274] Appartenant aujourd'hui au Yémen

[275] Littéralement « porte des lamentations » en Arabe, détroit séparant Djibouti et le Yémen

[276] Christiaan Snouck Hurgronje (1857-1936), orientaliste néerlandais, avait exercé la fonction d'administrateur des affaires coloniales pour le gouvernement hollandais pour l'Est des Indes

onéreuse (7,5 piastres par jour). Eisenberger[277] quant à lui s'indignait du délabrement de l'hôpital de Jeddah.

En 1914, les Britanniques qui venaient d'annexer l'île de Kamaran, introduisent des améliorations notoires aux installations. Cependant, le roi Hussein, *Chérif el haramein*[278] et roi du Hedjaz, protesta contre cette mainmise anglaise sur les droits de quarantaine et exigea qu'après deux jours de séjour à Kamaran, les pèlerins séjournent trois jours supplémentaires sur les deux petites îles faisant face à la côte de Jeddah, bien qu'elles soient dépourvues de toute facilité sanitaire. De là, les pèlerins étaient transportés sur le rivage dans de petites embarcations. Par ce biais, tant les médecins que les autorités locales s'enrichissaient en vendant à prix d'or eau, nourriture et médicaments.

Il faut souligner ici que les stations de quarantaine du *hajj*, bien que saisonnières, s'étendaient tout de même sur plusieurs mois, ce qui donnait lieu à l'établissement d'activités commerciale lucratives. Lors de la campagne quarantenaire du *hajj* de 1907-1908, par exemple, le lazaret d'El Tor fonctionnera pendant plus de huit mois, comme en atteste son directeur, le docteur C.-N. Zachariadis bey : « Le Campement a commencé à fonctionner à partir du 24 septembre 1907, date de l'arrivée du premier bateau à pèlerins provenant de Suez, et sera fermé dans la seconde quinzaine du mois de Mai 1908. La durée du fonctionnement du Campement pendant cette dernière campagne aura donc été de 8 mois. Elle comprend deux périodes : celle de l'Aller (24 Septembre 1907-3 Janvier 1908) et celle du Retour qui a commencé le 24 Janvier 1908, par l'arrivée du premier bateau à pèlerins *Assouan* provenant de Djeddah, et s'est terminé le 18 Mai par le départ du bateau *Mariout*, dernier bateau à pèlerins[279] ».

---

277 Pour plus de détails, voir Eisenberger Johan, *Indie en de Bedevaart naar Mekka*, Dubbeldeman, Leiden, 1928, pp. 103-111

278 Titre anciennement donné par les Musulmans au gardien des deux lieux saints de l'Islam (la Mecque et Médine)

279 Zachariadis bey (C.-N.), « Rapport général sur le campement quarantenaire de Tor. Campagne 1907-1908 », in *Avec les pèlerins de La Mecque*, 2013, Presses Universitaires de Provence, Aix-en Provence, p. 81

En 1926, La Haye par l'intermédiaire du consul van der Plast, obtient qu'un médecin néerlandais assiste son confrère britannique durant la quarantaine. Peu de temps après, van der Plast obtenait d'Ibn Séoud la levée de l'obligation de séjourner sur les petites îles. Les trois jours de droits de quarantaine furent cependant maintenus. Les pèlerins débarquaient donc pour 48 heures à Kamaran où ils subissaient une désinfection complète, payaient 10 piastres, puis 13 florins par personne à Jeddah pour frais de quarantaine[280] ».

Aussi incroyable que cela puisse paraître, les Britanniques, les Arabes, les Hollandais, mettaient ainsi à contribution leurs diplomaties pour extirper jusqu'au moindre denier les maigres ressources des pèlerins. Sans oublier les innombrables commerçants, chameliers, médecins, marins, mercenaires, porteurs,... toute une faune locale qui profitait de l'isolement du lazaret, pour soutirer toutes les économies des voyageurs en quarantaine.

Un pèlerin iranien, Mīrz ā Muhammad Husayn Far āhānī, se plaignait ainsi : « This quarantine in no way causes any loss or expense for the Ottoman Empire. Whatever they expend on it, they get back double from the pilgrims. Exorbitant sums go to the employees of the quarantine. When officials are posted to the quarantine, it is as if [they had been appointed] officials in charge of fleecing and plundering the pilgrims[281] ».

Notons ici que les difficultés rencontrées par le pèlerin ne faisaient que renforcer sa volonté d'accomplir son devoir de musulman. En effet, à chaque problème surmonté par le croyant, on considérait qu'un « thoueb[282] », pas supplémentaire vers le paradis, était acquis. Situation extrême, mourir pendant le pèlerinage ouvraient *ipso facto* les portes de la *jannah*[283] au défunt. Cela donnait également le privilège d'être enterré en terre sainte. Aujourd'hui encore, de nombreux pèlerins souhaitent secrètement mourir pendant le *hajj*, afin d'accéder au paradis.

---

[280] Laurence (H.), « Sécurité et problèmes sanitaires à la Mecque : le cas des pèlerins indonésiens », in *Archipel 56*, 1998, Paris, pp. 329-330

[281] Far āhānī, *A Shi'ite Pilgrimage to Mecca, 1885-1886*, p. 291

[282] Récompense, au sens de rétribution divine

[283] Paradis musulman

Un autre évènement va changer l'organisation des quarantaines du *hajj* : la percée du canal de Suez.

## Le canal de Suez

La percée du canal de Suez, qui commence en 1859, ne s'achève qu'en 1869. Cependant, dès l'année 1864, Port-Saïd est soumis au régime de quarantaine, sous le contrôle de l'Agence Sanitaire de Damiette. La Compagnie du Canal de Suez installe un lazaret provisoire dans une maison à l'écart de la ville, dans laquelle « l'air pur et vivifiant de la mer arrive sans obstacle[284] ». Ce n'est que trente années après l'achèvement de la construction du canal que des lazarets définitifs seront construits par le Conseil Sanitaire d'Egypte à Port-Saïd et à Port-Tawfiq[285].

A cette époque, la gestion des quarantaines est rigoureuse en Egypte. En atteste l'historienne Céline Frémaux, qui écrit : « Les cadres de la Compagnie prennent régulièrement des mesures pour empêcher tout contact entre les passagers à bord des navires et les habitants. Des mesures quarantenaires sont régulièrement prises dans le but d'empêcher les rapprochements entre les ouvriers et les arabes nomades ou les caravanes venant d'Asie qui n'auraient pas purgé leur quarantaine[286] ».

Cette rigueur des quarantaines, probablement influencée par la présence britannique - tout comme l'était la présence française en Tunisie - protègera d'une manière efficace la population vivant dans la région du canal de Suez à plusieurs reprises, et notamment lors des épidémies de choléra en Syrie

---

[284] Centre des Archives du Monde du Travail, Roubaix, Fonds de l'association du souvenir de Ferdinand de Lesseps et du canal de Suez, 1995060 4134, Rapport sur le choix d'un emplacement pour lazaret provisoire à Port-Saïd, août 1866

[285] Centre des Archives du Monde du Travail, Roubaix, Fonds de l'association du souvenir de Ferdinand de Lesseps et du canal de Suez, Dossier n° 1995060 1415, Compte-rendu de la réunion du conseil d'administration, 7 août 1899

[286] Frémaux (C.), « Santé et hygiénisme dans les villes du canal de Suez, fin XIXème-1[ère] moitié du XXème siècle », in *Egypte/Monde arabe, Dossier : Figures de la santé en Egypte*, 2007, 3ème série, n°4, p. 7

en 1878, au Hijez en 1878, en Russie en 1879, ainsi que lors de la terrible épidémie de typhus en Roumélie[287] en 1879[288].

Nous avons toutefois trouvé trace de certaines négociations pour le moins douteuses entre le Conseil sanitaire, qui gère les quarantaines, et la Direction générale de la Compagnie du Canal de Suez. C'est ainsi qu'en 1883, au plus fort d'une épidémie de choléra, la Compagnie du canal de Suez obtient d'expédier un lot de pièces détachées nécessaires au curage du Canal, ainsi qu'au bon fonctionnement des usines hydrauliques de Suez et d'Ismaïlia. Pour cela, la Compagnie du Canal a dû s'engager à payer les frais d'une escorte de gardes sanitaires, à empêcher toute communication entre son personnel navigant et les habitants, et à appliquer une quarantaine à son équipage et à sa cargaison[289].

Le canal de Suez est un point de passage obligé des pèlerins maghrébins de retour du *hajj*. Afin d'éviter des quarantaines inutiles, ces derniers étaient consignés à bord de leurs navires durant toute la traversée du canal, même pendant les escales. Tout au long de la rive asiatique, de Suez à Port Saïd, des postes militaires composés de huit soldats montés sur des dromadaires, empêchaient toute tentative de débarquement sur le sol égyptien. La troupe avait même l'ordre d'ouvrir le feu sur tout passager ou membre d'équipage tentant de se soustraire au règlement[290].

Il faut toutefois reconnaître que la quarantaine imposée aux pèlerins avait fini par porter ses fruits, puisque vers 1912, le *Hijjaz* cesse finalement d'être un lieu de propagation systématique du choléra : le *hajj* n'est plus le risque sanitaire

---

[287] Du Rurc *Rumeli*, « terre des Romains » ; désigne la partie de la péninsule balkanique sous domination ottomane

[288] Centre des Archives du Monde du Travail, Roubaix, Fonds de l'association du souvenir de Ferdinand de Lesseps et du canal de Suez, Dossier n° 1995060 4134, Communication du Comité de direction, 19 juillet 1883

[289] Centre des Archives du Monde du Travail, Roubaix, Fonds de l'association du souvenir de Ferdinand de Lesseps et du canal de Suez, Dossier n° 1995060 4134, Communication du Comité de direction, 19 juillet 1883

[290] Centre des Archives du Monde du Travail, Roubaix, Fonds de l'association du souvenir de Ferdinand de Lesseps et du canal de Suez, Dossier n° 1995060 4907, Lettre du chef du service du transit à Ferdinand de Lesseps, 25 août 1890

qu'il représentait un siècle plus tôt. Toutefois, et contrairement à ce qu'on aurait pu croire, la quarantaine ne faisait plus consensus chez les Occidentaux. Les Britanniques, notamment, se distinguent par une position pour le moins étonnante.

## La position britannique

Peu à peu, les Occidentaux transforment la Méditerranée en un immense lazaret filtrant l'entrée des pèlerins vers l'Europe[291]. Avec l'ouverture du canal de Suez en 1869, les gouvernements européens demandent avec insistance aux Ottomans de se montrer bien plus vigilants, et de fermer immédiatement tous les passages maritimes entre le *Hijjez* et les ports maghrébins et égyptiens, à la moindre apparition de cas suspects chez les pèlerins. L'un des arguments des Occidentaux était qu'il fallait obliger les pèlerins de retour à emprunter les routes terrestres, c'est-à-dire traverser le désert, ce qui prendrait suffisamment de temps pour constituer une quarantaine efficace.

Il serait toutefois erroné de croire que les Occidentaux avaient adopté une stratégie commune en ce qui concerne la quarantaine orientale, et notamment celle du pèlerinage à la Mecque. Les Britanniques en particulier, s'étaient distingués par une position pour le moins ambivalente vis-à-vis de la conduite à tenir face au choléra provenant de la Mecque. En effet, ils considéraient la mise en place des quarantaines et la fermeture des routes maritimes comme un frein à leurs fructueuses activités commerciales avec le Moyen Orient, et un risque non négligeable de perdre leur hégémonie sur la navigation en Méditerranée.

Par ailleurs, le transport de millions de pèlerins représentait désormais une activité fort lucrative pour les grandes compagnies de transport maritimes britanniques. Faut-il le rappeler ici, le grand tour operator britannique Thomas Cook avait commencé ses activités en tant que simple transporteur de

[291] Bouhdiba (S.), "Transnational practices and sanitary risks in the Red Sea region: the case of the pilgrimage to Mecca", in *Society for Arabian Studies Monographs* no. 8, 2009, Series editors D. Kennet & St J. Simpson, BAR International Series, Archaeopress, Oxford, pp. 225-228

pèlerins dans les années 1870. C'est grâce à ces lignes maritimes orientales qu'il est devenu aujourd'hui une entreprise de renommée internationale[292]. C'est la raison pour laquelle, une édition de la revue médicale *The Lancet*, titrait en gros titre, en septembre 1883 : « Those who love quarantine, hate England[293] ».

Les Britanniques ne craignaient pas seulement pas pour leur économie. En effet, ils avaient l'obligation morale d'aider les communautés musulmanes dans leurs nombreuses colonies orientales, et subissaient régulièrement une forte pression de la part des lobbies islamiques, en Inde notamment. C'est pourquoi ils ont œuvré en vue de faciliter le pèlerinage afin de convaincre les Indiens musulmans de leurs bonnes intentions. Même au début du XXème siècle, en pleine guerre des Balkans (1912-1913) puis durant la première guerre mondiale, les Britanniques s'arrangeront, au grand dam de leur propre ministère des Armées, pour affecter quelques bateaux à vapeur au transport des pèlerins du *hajj*[294].

Pour les Britanniques donc, admettre que le choléra était contagieux, c'était également reconnaître que le pèlerinage à la Mecque constituait une menace pour l'Europe. C'est pourquoi lorsque Robert Koch découvre le bacille *vibrio cholera* en 1884, le gouvernement britannique continuera à renier systématiquement le principe de la transmission d'homme à homme. En réaction à cette attitude trop bienveillante vis à vis de la communauté musulmane, les autres nations européennes ont proposé des restrictions sur les navires britanniques, menaçant l'hégémonie commerciale des Britanniques en Méditerranée[295].

Ce n'est qu'en 1894, sous la pression grandissante des autres nations européennes, que la Grande Bretagne se résoudra à

---

[292] La société possède aujourd'hui une flotte de 88 avions, et compte plus de 2 400 agences de voyages, réparties dans une quinzaine de pays dans le monde

[293] *The Lancet* 15, septembre 1883, p. 482

[294] Denys Bray, Secrétariat d'Etat aux affaires étrangères et politiques, 1918, Secret War, File no. 438-490

[295] Mishra Saurabh, *The politicization of a holy act : the hajj from the Indian subcontinent during colonial times*, Oxford, p. 1

accepter de reconnaître la contagion cholérique, en signant la convention sanitaire de Paris[296].

Les Britanniques n'étaient pas les seuls à se distinguer par une attitude ambivalente vis-à-vis des quarantaines du *hajj*. La Sublime porte avait une position non moins ambiguë.

## Les Ottomans et la quarantaine du *hajj*

Au XIX$^{\text{ème}}$ siècle, les Ottomans se sont trouvés face à l'une des plus graves crises sanitaires de tous les temps, les pandémies successives de choléra leur attribuant peu à peu le rôle de gendarme sanitaire de la Méditerranée. Ils deviennent également les gardiens des routes maritimes et terrestres de la *Kaaba*, qui constituent une voie privilégiée entre les rives occidentales et orientales de la Méditerranée.

En octobre 1847, en pleine épidémie de choléra, le Dr. Sulpice Antoine Fauvel s'installe à Istanbul pour occuper le poste stratégique d'inspecteur sanitaire[297], au moment même où les autorités ottomanes lancent les *tanzimet*[298]. Dans l'empire ottoman, la menace cholérique est prise très au sérieux, depuis que le choléra a subitement emporté près de dix mille soldats à Alexandrette, puis six mille autres à Smyrne, mettant en péril l'équilibre politique dans la région.

Très tôt, les Ottomans avaient résolument adopté l'attitude hygiéniste des Occidentaux. En 1835, le Sultan Mahmoud II avait décidé de créer le Conseil sanitaire de l'Empire Ottoman, et installé une chaîne continue de lazarets tout le long du pourtour méditerranéen, de Tanger jusqu'au *hijjaz,* en passant par Istanbul.

Cette situation n'avait pourtant guère satisfait les Européens, pour deux raisons. D'abord, ces derniers étaient sceptiques quant à la capacité des Ottomans, peu habitués à la culture hygiéniste, de gérer une telle situation de crise. L'historienne française Sylvia Chiffoleau écrit à ce propos : « ...malgré leur

---

[296] Du 7 février au 3 avril 1894

[297] Qui a pour mission, en particulier, de délivrer les patentes de santé des navires arrivant au port, rôle autrefois attribué aux consuls respectifs

[298] Grandes réformes mises en chantier par l'Empire ottoman entre 1839 et 1870

bonne volonté, les membres de la mission médicale envoyée chaque année au Hedjaz, généralement des médecins syriens, trop peu nombreux, ne peuvent guère faire que veiller à la propreté relative des espaces urbains et à donner l'alerte lorsque survient une épidémie[299] ».

Il était surtout humiliant pour les Occidentaux de voir leurs propres navires contrôlés par les Ottomans, sans oublier que les Européens ont toujours la crainte de perdre leur hégémonie en Méditerranée. C'est à partir de là que les mesures de contrôle sanitaire mises en place par les Ottomans ont commencé à faire l'objet d'âpres négociations au sein même des représentations consulaires, entre diplomates, armateurs, scientifiques, commerçants et capitaines de vaisseaux.

Par exemple, en 1842, le navire tunisien « Mansour » arrive au port de Tanger avec à son bord 56 pèlerins. Il a accompli une quarantaine de 15 jours à Alger, mais le règlement prévoit que la quarantaine doit se faire dans un port européen. Le consul français intervient pour faire admettre le navire. Toutefois, lors du contrôle de la liste des passagers, on se rend compte que certains passagers ne sont pas inscrits sur le bulletin individuel de santé, et le « Mansour » est finalement astreint à une quarantaine supplémentaire de huit jours[300].

Cependant, les Ottomans commencent progressivement à changer d'attitude vis à vis des Occidentaux, concernant leur rôle de gendarme sanitaire en Méditerranée. Ils ne sont pas les seuls : en effet, sous la pression populaire, les monarques musulmans commencent à craindre d'être accusés de servitude vis à vis des empires européens. Lors de la conférence sanitaire internationale de Constantinople, en 1866, le délégué de la Perse avait émis la remarque suivante : « Cette seule idée que les souverains musulmans se sont entendus avec les puissances européennes pour règlementer la marche des pèlerins, suffirait

---

[299] Chiffoleau (S.), « Le pèlerinage à la Mecque à l'époque coloniale : matrice d'une opinion publique musulmane ? », in *Les pèlerinages au Maghreb et au Moyen-Orient : espaces publics, espaces du public*, 2005, Beyrouth, Institut Français du Proche-Orient, p.141

[300] El Bezzaz Mohamed Amine, *Le conseil sanitaire international du Maroc, 1792-1929*, DES

pour changer les relations de ces souverains avec leurs sujets[301] ».

Le vieil antagonisme entre Chrétiens et Musulmans semblait s'être réveillé à l'occasion de la lutte à peine voilée pour le contrôle sanitaire des routes méditerranéennes. Désormais, les leaders musulmans devaient se montrer bien plus solidaires avec la *oumma*[302].

En Barbarie par exemple, la fermeture des voies maritimes méditerranéennes a causé une grande frustration au sein des populations. En effet, à cette époque déjà, comme pour préfigurer les conséquences désastreuses des accords de Schengen[303], la mer Méditerranée s'était transformée en une vaste zone tampon : au Nord des populations chrétiennes, riches et en bonne santé. Au Sud, des peuples musulmans pauvres, sales et malades. Avec l'augmentation du nombre de victimes des épidémies de choléra, les Occidentaux - hormis, on l'a vu, le cas particulier des britanniques - ont accru leur pression sur les Ottomans pour filtrer les mouvements maritimes. Cela provoquera un début de rébellion chez les populations colonisées du Maghreb.

Dans cette région, l'opinion publique avançait l'argument selon lequel, sous couvert de principes hygiénistes, l'Europe visait uniquement à contrôler les routes maritimes méditerranéennes. Si la révolte grondait, c'est parce que la fermeture des passages maritimes avait un effet désastreux sur les Musulmans du Maghreb : cela risquait d'empêcher purement et simplement des millions de pèlerins d'accomplir le pèlerinage vers la Mecque, pilier de l'Islam.

Une autre décision va aggraver la situation : suite aux nombreuses conférences sanitaires internationales qui se sont tenues tout le long du XIX$^{ème}$ siècle, avec la participation active des ambassadeurs ottomans, les Européens ont progressivement introduit la procédure du « means test », consistant à

---

[301] Abid (M.), « Les débuts de la règlementation sanitaire du pèlerinage tunisien à la Mecque (1831-1866) », in *Revue d'histoire maghrébine*, 22$^{ème}$ année, n° 79-80, 1995, Fondation Temimi, Tunis, p. 278

[302] Communauté musulmane internationale

[303] Signés le 14 juin 1985

sélectionner rigoureusement les candidats maghrébins au pèlerinage, selon des critères exclusivement sociaux.

De fait, seules les personnes les plus riches, ayant les moyens de voyager dans de bonnes conditions d'hygiène (bien manger, boire de l'eau fraîche, se laver régulièrement, régler tous les frais de quarantaine, habiter des chambres individuelles) étaient autorisées à embarquer vers le *hijez*. D'un point de vue épidémiologique, cela semblait porter ses fruits, mais sur le plan humain cette discrimination était inacceptable.

Les Maghrébins musulmans, les plus pauvres en particulier, étaient conscients de constituer une « classe dangereuse[304] ». De fait, le « means test » était considéré comme scandaleux, l'Islam favorisant une égalité des chances pour tous les croyants pour accomplir le *hajj*, quel que soit le rang social. Dans la tradition musulmane, on considérait au contraire, que les plus pauvres devaient bénéficier d'une assistance particulière pour faire le pèlerinage dans des conditions acceptables.

Vers la fin du XIXème siècle, la pression exercée par l'Europe sur l'empire ottoman a continué à augmenter, comme en atteste Achille Proust, Professeur d'hygiène à la Faculté de médecine de l'Université de Paris : « L'Europe a réalisé qu'elle ne pouvait pas rester ainsi, chaque année à la merci du pèlerinage à la Mecque[305] ». Il est vrai que l'année 1885 a vu un renforcement drastique des mesures de contrôle sanitaire maritime entre le Maghreb et l'Arabie.

Les Ottomans se sont ainsi retrouvés entre le fer et l'enclume. D'une part, leur puissance et leur rayonnement leur conféraient des responsabilités politiques internationales, et ils se devaient d'être les garants de la sécurité sanitaire en Méditerranée, en veillant rigoureusement à l'application des procédures de quarantaine. D'autre part, ils étaient les représentants du monde musulman et les gardiens de la *Kaaba*, et de ce fait ils se devaient de faciliter le pèlerinage de

---

304 David Arnold, *Colonizing the Body: State Medicine and Epidemic Disease in Nineteenth-Century India*, Berkeley, University of California Press, 1993, pp. 186-189

305 Achille Proust, *Essai sur l'hygiène, avec une carte indiquant la marche des épidémies de choléra par les routes de terre et la voie maritime*, Paris, 1873

l'ensemble des Musulmans provenant du Maghreb, quels que soient leur état de santé et leur situation sociale et économique.

C'est dans ce contexte tendu que, à partir de 1886, les Ottoman ont commencé à refuser de collaborer à l'impitoyable - mais néanmoins efficace - stratégie sanitaire des Européens. Ils ont avancé l'argument que cela contribuait uniquement à isoler le Maghreb, d'autant plus que des mesures similaires n'étaient guère prises sur les rives européennes de la mer Méditerranée.

Les Ottomans ont également rappelé aux Britanniques que leurs troupes avaient été le principal vecteur de l'épidémie de choléra qui avait secoué le Népal et l'Afghanistan en 1818, et que de plus leur marine marchande avait transporté le virus du choléra de l'Afrique de l'Est vers la Chine en 1820. Les Ottomans ont également clamé haut et fort que les armées française et britannique avaient propagé le choléra d'Europe vers les côtes orientales de la Méditerranée en 1854, lorsqu'elles avaient participé à la guerre de Crimée, et qu'aucune mesure sérieuse de quarantaine n'avait été prise à cette occasion.

Le changement d'attitude des Ottomans était également largement appuyé par un argument humanitaire de poids : fermer les routes maritimes en Méditerranée revenait à condamner ces milliers de « croyants aux pieds nus »[306], qui étaient alors obligés de traverser le désert, pour rentrer chez eux, faute de pouvoir embarquer sur un navire. Même l'élite moderne et européanisée vivant au Maghreb a élevé de vives protestations à cette occasion, refusant de voir la mer Méditerranée devenir le lazaret de l'Europe.

Il semblerait que la position intransigeante adoptée par les empires coloniaux européens avait dans une très large mesure contribué à renforcer l'esprit communautaire chez les populations maghrébines musulmanes. De nombreux chroniqueurs occidentaux ont alors commencé à évoquer une montée du panislamisme dans le Maghreb. Il est vrai que, comme le souligne Sylvia Chiffoleau, les quarantaines intègrent très probablement une vocation sécuritaire : « Nées de la crainte

---

[306] « Barefoot believers », expression célèbre employée par Ali Shariati, in *Hajj: Reflections on its Rituals*

d'une expansion incontrôlée des épidémies qui pourraient menacer l'Europe, elles sont aussi instrumentalisées par les puissances coloniales pour exercer un contrôle, un filtrage de leurs sujets musulmans qu'elles soupçonnent d'aller puiser à La Mecque l'inspiration politique visant à une remise en cause de leur pouvoir[307] ».

Les empires coloniaux semblaient ainsi instrumentaliser les restrictions sanitaires pour réduire la mobilité des pèlerins, et pourquoi-pas dissuader les plus vulnérables d'accomplir ce rite religieux, qui comportait de sérieux « risques idéologiques ».

Lors de la conférence sanitaire de 1894, tenue à Paris, les délégués ottomans ont même été ouvertement accusés de négligence et de corruption dans l'administration des quarantaines du *hajj*. Comme pour prouver leur bonne foi, ils adoptèrent une série de réformes sanitaires, en renforçant le corps médical durant le mois de *dhou el hajja*[308], en installant des pharmacies aux alentours de la *Kaaba*, en construisant de nouveaux hôpitaux et modernisant les structures existantes, et en créant un corps de police sanitaire.

Ces incidents diplomatico-sanitaires liés aux quarantaines du *hajj* continueront de se produire d'une manière sporadique jusque vers le milieu du XX^ème^ siècle. Nous avons ainsi trouvé trace d'un tel incident dans les carnets de John Austin Kerr, physicien américain qui avait contribué à lutter contre la fièvre jaune et le paludisme dans les années 1940 : « Under the terms of the 1936 Treaty between Egypt and Britain, British military forces had been exempted from Egyptian quarantine regulations in time of war. In World War II the agreement was extended to all Allied forces, including the French military after Vichy fell.

The 1936 Treaty led to numerous violations of quarantine, which the Egyptians were powerless to stop. In December 1944 for example, pilgrims from Tunis to Mecca were being transported commercially via Cairo on a French military plane. The plane had made a stopover in Cairo, but because it was

---

[307] Chiffoleau (S.), « Les quarantaines au Moyen-Orient : vecteurs ambigus de la modernité médicale (XIXe-XXe siècles) », in *Modernity and Modernization of Medicine in the Ottoman Empire and the Near East from the 19th Century onwards*, Istanbul, Isis Press, 2004, p. 10

[308] Mois lunaire durant lequel a lieu le *hajj*

military it did not observe the quarantine regulations. Cholera had been transmitted to Egypt from outside more than once, and the Egyptian government was furious. The Egyptian Quarantine Administration protested to the French legation to no avail[309] ».

Il faut toutefois souligner, pour clore ce chapitre, que le *hajj* n'était pas le seul pèlerinage qui posait de sérieux risques sanitaires. Tout rassemblement humain, lorsqu'il concerne de grandes masses, et lorsqu'il brasse des hommes et des femmes venus de loin, peut se révéler être une redoutable occasion de transmission de virus de toutes sortes.

Jacques Ruffié et Jean-Charles Sournia écrivent à ce propos : « …les voyages les plus pieux et les plus pacifiques aident à la contagion : on a attribué l'hécatombe du milieu du XIVème siècle aux groupes de pèlerins se rendant à Rome pour une année jubilaire. Les fidèles qui convergeaient vers Saint-Jacques-de-Compostelle jouaient malgré eux un rôle maléfique dans les hospices qui les accueillaient, comme le firent à une époque plus récente les musulmans se rendant vers La Mecque[310] ».

## Les lazarets du *hajj*

Certains lazarets dédiés aux pèlerins comprennent des espaces spécifiques. L'immense lazaret d'Alexandrie, par exemple, d'une capacité de 2000 personnes, comprenait en 1880 plusieurs annexes : un petit lazaret, situé à Port-Saïd, était destiné à accueillir les pilotes qui conduisaient les navires dans le canal de Suez. Un autre lazaret, édifié à *El Tor*, d'une capacité de 200 personnes, assurait la quarantaine aux « arrivages ordinaires de la mer rouge[311] ». Le complexe sanitaire comprenait également un lazaret temporaire, le

---

[309] Kerr John Austin, *Diary, 12 December 1944,* Rockfeller Foundation Archives, New York, Tarrytown

[310] Ruffié Jacques et Sournia Jean-Charles, *Les épidémies dans l'histoire de l'homme. De la peste au SIDA*, Paris, Flammarion, 1984, p. 110

[311] Chiffoleau (S.), « Entre initiation au jeu international, pouvoir colonial et mémoire nationale : le Conseil Sanitaire d'Alexandrie, 1865-1938 », in *Egypte/Monde arabe* 3ème série, n°4, 2007, Figures de la santé en Egypte, p. 66

campement d'*El Wajh*, dans lequel les pèlerins purgeaient leur quarantaine à leur retour du *Hijez*[312].

D'ordinaire un grand terrain vague, le camp prenait des allures de cour des miracles durant le mois de *dhou al hajja*[313]. Sous les tentes de fortune, s'entassaient hommes, poules, moutons, chèvres. A cette densité de pèlerins, s'ajoutait la pléthore de personnel. En 1925 par exemple, le lazaret d'El Tor fonctionne grâce à une équipe de 137 employés permanents, auxquels s'ajoute une moyenne de 371 journaliers, affectés à des tâches aussi diverses que le gardiennage, la manutention, l'approvisionnement ou la cuisine[314]. L'immensité de l'espace et la densité de la population nécessitera d'ailleurs la mise en place d'un chemin de fer et d'un petit train pour desservir les différents espaces du lazaret.

Certains lazarets du *Hijjaz* étaient plus spécifiquement aménagés pour les pèlerins musulmans. Il s'agissait notamment des lazarets secondaires, destinés à une quarantaine complémentaire. En effet, pendant les années de pèlerinage brut, c'est-à-dire quand des cas de choléra ou de peste ont été déclarés, les autorités coloniales astreignaient les pèlerins relevant de leur autorité à une ultime quarantaine, ultime précaution, avant de débarquer dans leur pays d'origine.

Le docteur Paul Faivre, inspecteur général adjoint des services administratifs du ministère de l'Intérieur, décrit ainsi l'annexe du lazaret de Matifou, installé dans les environs d'Alger, et destiné à accueillir les pèlerins de retour du *hajj* : « Les pavillons sont destinés en général aux Européens. Les pèlerins musulmans, à leur retour de la Mecque, sont logés sous des tentes ; ils sont installés dans trois campements entourés de grillages de 2 mètres de haut où se trouvent des cuisines indigènes, des fontaines et des water-closets d'un modèle spécial pour les Arabes, avec de l'eau pour les ablutions et un réservoir de chasse automatique. Grâce à de nombreuses

---

312 Centre des Archives Diplomatiques de Nantes, Rapport de la commission des lazarets au Conseil Sanitaire, Maritime et Quarantenaire, 4 mars 1884, fonds Union Internationale, carton 503

313 Mois lunaire, durant lequel s'accomplissait le pèlerinage à la Mecque

314 Zananiri Gaston, *Tor historique et quarantenaire*, Alexandrie, Conseil Sanitaire Maritime et Quarantenaire d'Égypte, 1925, p. 97

plantations, le lazaret a des ombrages, et son aspect est agréable[315] ».

## Sous d'autres cieux

Continuons notre voyage autour du monde, et voyons comment se déroulaient les quarantaines sous d'autres cieux. Après l'examen de la Chine et l'île de la Réunion, nous nous intéresserons aux quarantaines des négriers dans les lointaines Amériques.

Les historiens Lu Dong, Ma Xi et François Thann témoignent de l'ancienneté des pratiques de quarantaine en Chine : « La chronique historique des Han « Han Shu » relate qu'en l'an 2 de notre ère, au cours du règne de l'empereur Han Pingdi (1/+5) des Han de l'ouest « Xi Han » (-206/+25) en raison d'une grande sècheresse, un mal épidémique nommé « wen yi », la peste selon toute vraisemblance, fait son apparition le long du fleuve jaune. Les fonctionnaires impériaux de l'époque organisent des lieux d'accueil et de soins pour les pestiférés et ordonnent que les malades soient rassemblés dans un même secteur afin d'éviter que la contagion ne s'étende.

Plus tard, durant la dynastie des Han de l'Est « Dong Han » (+25/+220) en 162, la cinquième année de l'ère Yan Xi (+158/+166), les troupes impériales en combattant contre une minorité ethnique de la région du Gansu, les Qiang, sont décimés par la peste et un grand nombre de soldats périssent des suites de ce mal. Pour prévenir une extension de la contagion, les chefs militaires décident de faire transporter les pestiférés dans des huttes construites à l'écart des camps de l'armée[316] ».

Les travailleurs libres que l'on faisait amener de fort loin pour travailler dans les colonies des grands empires, subissaient également les affres de l'isolement forcé au large des ports de destination. C'était le cas, en particulier des coolies indiens[317]

---

[315] Faivre Paul, *Prophylaxie internationale et nationale*, Paris, J.-B. Baillière et fils, 1908, p. 154

[316] Dong Lu, Xi Ma et Thann François, *Les maux épidémiques dans l'empire chinois*, Paris, L'Harmattan, 1995, pp. 138-139

[317] Au XIX^ème^ siècle, avec l'abolition de l'esclavage, une nouvelle forme de travail plus ou moins forcé se développe pour répondre à la demande émanant

que l'on convoyait par dizaines de milliers vers les « îles du sucre », pour travailler jusqu'à épuisement dans les immenses champs de canne à sucre de la Réunion.

Les « migrants de la misère » arrivaient à destination, déjà dans un état d'épuisement avancé, comme le note Virginie Chaillou : « C'est face au lazaret de la Grande Chaloupe que le navire termine son voyage et déverse à terre la masse épuisée de ses immigrants[318] ». L'historienne précise ensuite : « Lorsque les navires mouillent en rade de Saint-Denis, ils ne procèdent pas tout de suite au débarquement. En effet, avant 1860, et même après cette date, lorsque les lazarets destinés à recevoir les immigrants sont encombrés ou en réfection, ou en cas d'épidémie à bord du navire, telles que le choléra, la variole ou la dysenterie, les *coolies* subissent une quarantaine en rade.

C'est le cas des convois des navires anglais le *Mathilda Wattenback* et le *Brandon* venus de Calcutta en avril 1861 et victimes du choléra. Tous deux sont soumis à une quarantaine d'une durée d'un mois pour le premier, dont quinze jours sous voile et quinze jours sur rade, et de quinze jours sur rade pour le second. Les passagers sont donc contraints de patienter quelques jours supplémentaires avant de pouvoir enfin poser le pied sur la terre ferme.

Certains sujets sont dans un tel état d'épuisement que cette quarantaine sur mer leur est fatale. Les soins sont dispensés aux immigrants à bord même des navires stationnés en rade. Cependant, l'espace à bord étant réduit, il n'est pas possible d'isoler convenablement les êtres sains des êtres malades, et l'épidémie se propage beaucoup plus rapidement. Cette quarantaine préserve donc la colonie au détriment des immigrants[319] ».

---

des colonies des grands empires. C'est ainsi que, entre 1838 et 1917, des dizaines de milliers de travailleurs indiens et chinois, les *coolies*, embarquent pour l'île Maurice, la Réunion, les colonies britanniques d'Afrique de l'Est et d'Afrique australe, les îles Fidji, les Antilles, Cuba, le Pérou, les États-Unis et la Guyane. La plupart sont destinés à récolter la canne à sucre

[318] Chaillou Virginie, *De l'Inde à la Réunion. Histoire d'une transition. L'épreuve du lazaret, 1860-1882*, France, Océan Editions, 2002, p. 75

**[319] Chaillou Virginie, *De l'Inde à la Réunion. Histoire d'une transition. L'épreuve du lazaret, 1860-1882*, France, Océan Editions, 2002, p. 71**

Paradoxalement, la quarantaine avait pour effet d'éliminer les passagers les plus vulnérables pendant la traversée. De fait, seuls les survivants débarquaient, ce qui finalement protégeait les populations locales par sélection naturelle des nouveaux arrivants. Les quarantaines subies par les coolies étaient ainsi, d'une manière ou d'une autre, pleinement efficaces ! L'historien indien Panchanan Saha en arrivait même à comparer la mortalité de la traite atlantique à celle des lazarets de la Réunion : « L'hécatombe excédait de beaucoup celle de l'*African Middle Passage*[320] ».

Afin de garantir la stricte application de ces mesures pour le moins coercitives, la règlementation de la police sanitaire de la Réunion imposait la présence à bord d'un garde armé. Nous avons ainsi trouvé trace de deux arrêtés datés du 31 octobre 1851 (articles 19 à 34) et du 17 janvier 1861, insistant sur le fait que « la présence à bord d'un garde sanitaire est la seule garantie effective de la stricte observation des lois quarantenaires[321] ».

Lorsqu'ils étaient chargés de captifs, les négriers arrivant d'Afrique redoutaient eux aussi de devoir subir une quarantaine à l'arrivée au port de destination, aux Amériques. En effet, ils y arrivaient souvent dans un état de grande détresse, sans vivres, sans eau, avec une partie de la « cargaison » au bord de l'épuisement, gravement malade[322].

Certains ports du nouveau monde étaient particulièrement sévères en ce qui concerne l'application de la législation sanitaire internationale. C'est ainsi qu'à Saint-Domingue par exemple, le règlement astreignait le capitaine à jeter l'ancre loin de la rade et des autres navires, puis d'attendre la visite du médecin et du chirurgien affectés au port. Le capitaine ne

---

320 Chaillou Virginie, *De l'Inde à la Réunion. Histoire d'une transition. L'épreuve du lazaret, 1860-1882*, France, Océan Editions, 2002, p. 9

321 Archives Départementales de la Réunion, Dossier n° 5M55, Lettre de l'inspecteur, chef du service des douanes au Directeur de l'intérieur, 23 avril 1866

322 Pour davantage de détails quant aux risques de mortalité liés au « Middle passage », nous recommandons la lecture de notre ouvrage *Gorée, porte sans retour. La mortalité des captifs à bord des navires négriers*, Paris, L'Harmattan, 2014. Le chapitre VII y traite plus particulièrement des épidémies à bord

pouvait débarquer que sur autorisation écrite de ces deux officiers, autorisation qui de surcroit devait être validée par le commandant du port. Sans ce précieux sésame, personne ne pouvait débarquer, ni même embarquer à bord du navire négrier[323].

La dysenterie, que les négriers brésiliens dénommaient *càmaras*, était crainte pour sa létalité élevée et sa haute contagiosité, mais également parce qu'elle était régulièrement invoquée comme cause pour placer en quarantaine un navire négrier dès son arrivée au port d'escale. Certains auteurs, tels Jean-Pierre Tardieu, évoquent même une « psychose de la dysenterie » chez les habitants des ports situés sur les routes de passage des négriers. En effet, lorsque les inspecteurs sanitaires visitent un bateau chargé de captifs[324], ils ont pris l'habitude de commencer par s'enquérir de la présence de dysenterie à bord. S'ils se rendent compte que des membres d'équipage ou des captifs ont succombé à la maladie durant la traversée, ils font aussitôt hisser le pavillon jaune en haut du mât de misaine[325].

C'est la mésaventure que connut le négrier espagnol *La Luisa* en 1804, lorsqu'il accosta à Montevideo en provenance du Mozambique, chargé de captifs malades[326] : « les médecins ne se laissaient donc pas intimider et faisaient preuve de conscience professionnelle, comme le prouva leur attitude lors de la visite de la *Luisa* en 1804. Parmi les 300 Noirs qu'elle avait embarqués à Mozambique, 91 étaient morts de dysenterie.

---

[323] En 1767, une amende de 400 Livres sanctionne tout manquement à cette règle

[324] La visite des médecins était souvent retardée, car ils devaient rejoindre les navires ancrés au large des ports, à bord de petits canots, ce qui n'était guère possible en cas de mauvais temps. De tels retards aggravaient la situation sanitaire des captifs, si un virus était présent sur le navire

[325] En vertu des conventions internationales, le drapeau jaune - couleur visible de loin - indique que le navire est en quarantaine, ce qui signifie nul ne doit en débarquer ni y embarquer pour une durée déterminée, généralement entre une dizaine et une vingtaine de jours

[326] Archivo general de la nacion, Montevideo, Uruguay, Epoca colonial, Escribania de gobierno y hacienda, Caja 74-doc. 188, Visita de arribada de la fregata Espanola La Luisa su capitan Donisio de los Santos, procedente de Mozambique, 1804

En raison de ce grand nombre de décès, estimèrent les médecins, il convenait de mettre le bâtiment en quarantaine pendant quelques jours pour voir si persistait la maladie dont avaient souffert les Noirs pendant la traversée. On leur donnerait des vivres frais avec la prudence requise en ces cas. Passés cinq ou six jours, ils seraient de nouveau examinés. Une seconde visite fut aussi décidée pour *El Pigon* et *la Aurora* en 1806[327] ».

[327] Tardieu Jean-Pierre, *La traite des Noirs entre l'océan indien et Montevideo (Uruguay). Fin du XVIII*$^{ème}$ *siècle et début du XIX*$^{ème}$, Paris, L'Harmattan, 2010, p. 41. Pour plus de détails, voir *Archivo general de la nacion, Montevideo, Uruguay, Epoca colonial, Capitania del puerto, Libro95-1805-1818, Fragata americana El Pigon-16-I-1806 et Fragata amricana La Aurorra 10-III-1806*

# TROISIEME PARTIE

# LE LAZARET

Jusqu'ici, nous avons examiné l'histoire de la quarantaine, ainsi que les grands principes d'isolement et d'hygiène, le plus souvent appliqués d'une manière coercitive. Nous avons ainsi eu l'occasion de décrire les procédés techniques les plus usuels, permettant avec plus ou moins de succès de contrôler les épidémies, et d'empêcher des drames sanitaires tels que celui provoqué par le débarquement incontrôlé des passagers et de la cargaison du *Grand Saint Antoine* à Marseille durant l'été 1720.

A ce stade de la réflexion, nous souhaiterions mettre directement au centre de nos préoccupations ce qui nous semble finalement être la pièce maîtresse du dispositif quarantenaire : le lazaret.

Après avoir décrit la manière dont l'emplacement du lazaret était choisi, et les spécificités de l'architecture du bâtiment, nous tenterons de pénétrer à l'intérieur de ses murs épais, pour voir comment les voyageurs enfermés vivaient leur quarantaine : manger, dormir, se divertir si possible, tout prenait une autre dimension en ces lieux sordides. Ce sera l'occasion de constater que, parfois extrêmement difficile, la quarantaine était insupportable, et source de bien des transgressions.

# Chapitre VII

# L'EDIFICE

Les lazarets étaient construits en dur, la plupart constituant de formidables édifices. Il est vrai que beaucoup ont aujourd'hui totalement disparu ou sont tombés en ruines, cependant la taille et la robustesse de certains d'entre eux témoignent de l'incroyable force qui se dégageait de leurs murs épais. Affectés par les gouvernements à de nouvelles activités, certains lazarets sont parvenus jusqu'à nous, témoins d'un passé douloureux[328].

Pourtant, l'urgence d'une situation sanitaire déplorable ou un afflux exceptionnel de migrants, avaient parfois amené les autorités sanitaires à faire installer rapidement un lazaret de fortune, constitué de cabanes de bois, parfois même de simples tentes. Le lazaret de la ravine[329] à Jaques, sur l'île de la Réunion, par exemple, ne suffisait plus pour accueillir les coolies indiens, qui arrivaient en masse, en provenance d'un pays réputé être un réservoir de maladies de toutes sortes[330]. En juillet 1860, l'ingénieur en chef de l'île de la Réunion est ainsi prié d'augmenter immédiatement la capacité d'accueil du lazaret pour permettre à quatre cent coolies indiens d'effectuer leur quarantaine.

L'ingénieur doit ainsi « donner des ordres pour qu'un chef d'atelier intelligent et bon commandeur soit envoyé au lazaret de la ravine à Jaques afin d'installer des tentes pour loger quatre cent travailleurs indiens qui seront installés le soir même au lazaret… Cette installation terminée, le chef d'atelier devra immédiatement faire déblayer le bâtiment qui a été déformé par

---

328 Panzac Daniel, *Quarantaines et lazarets. L'Europe et la peste d'Orient*, Aix-en-Provence, Edisud, 1986, p. 153

329 Forme d'érosion créée par le ruissellement concentré des eaux sur le versant d'une montagne. Sur l'île de la Réunion, le terme peut désigner plus simplement un torrent

330 Aujourd'hui encore, le delta du Gange est considéré comme une zone endémique de choléra

la ravine et le mettre en état d'être habité. Il conviendra de construire immédiatement des hangars pour y placer une partie de ces travailleurs[331] ». Ce type de courrier administratif, manifestement écrit dans l'urgence, témoigne de la précarité et de l'insalubrité de certains locaux affectés aux quarantaines, même lorsqu'un bâtiment construit en dur existe déjà.

Les lazarets présentent tous à peu près la même architecture, du fait qu'ils sont construits ou réaménagés pour remplir une même fonction bien déterminée. L'architecte français Jean-Baptiste Marchebeus décrit ainsi le lazaret de Malte, dans lequel il avait effectué une mémorable quarantaine en 1833 : « Ce lazaret a été construit par les chevaliers… C'est une série de corps de bâtiments contigus, élevés sur le bord de la mer, ayant chacun au rez-de-chaussée, une cour, des magazins, une cuisine et une buanderie. Le premier se compose de vastes chambrées desservies par des couloirs, des galeries et de grands escaliers.

A droite de l'édifice sont l'administration, le fumigeaire et la poste aux lettres ; sur la gauche sont quatre petits corps de bâtiments contigus servant d'infirmerie aux suspects avec des cours qui leur sont spécialement destinées ; immédiatement après, et toujours sur la même ligne, sont les parcs et les étables pour les animaux qui arrivent des côtes de Barbarie, et qui sont pour Malte et l'approvisionnement de ses vaisseaux l'objet d'un commerce considérable. Plus de douze cents pieds de bâtiment s'étendent ainsi de front sur un sol aride avec un chemin de ronde qui circule au niveau du premier étage par derrière et au sommet de ces rochers[332] ».

Cette description de Marchebeus pourrait correspondre à peu près à n'importe quel lazaret. Notons enfin que la plupart des lazarets comportent une chapelle, souvent dédiée à Saint Roch[333], ainsi qu'un cimetière, dans lequel sont enterrés les malheureux qui succombent pendant leur quarantaine. Ces

---

331 Archives Départementales de la Réunion, Dossier n° 5M 54, Lettre adressée à l'ingénieur en chef par deux agents des Ponts et Chaussées, juillet 1860

332 Marchebeus Jean-Baptiste, *Voyage de Paris à Constantinople par bateau à vapeur*, Paris, Amiot, 1839, pp. 218-219

333 Saint invoqué contre toutes sortes d'épidémies, et plus particulièrement la peste, le choléra, le typhus et la grippe espagnole

espaces sont généralement peu visibles, situés un peu en retrait, à l'arrière du bâtiment.

Les plans, croquis, photographies et autres documents iconographiques, que l'on retrouve aujourd'hui dans les archives nationales de la plupart des pays méditerranéens, nous laissent également de précieux témoignages sur l'architecture des lazarets, ainsi que sur leur emplacement.

## L'emplacement

Pour des raisons pratiques, le lazaret est quasiment toujours construit en bordure de mer, au bord d'un fleuve, près d'un port, et un peu à l'écart de la ville qu'il est censé protéger. L'emplacement du bâtiment dépend de nombreux facteurs, et particulier le relief et les données climatiques de la région. La direction du vent, en particulier, joue un rôle majeur. En effet, en accord avec la théorie des miasmes[334], il est souhaitable que les vents dominants puissent régulièrement souffler sur les bâtiments et emporter les « miasmes morbifiques » vers le large.

Le choix du lieu est pris très au sérieux, et généralement déterminé par une commission d'experts. La « Sous-commission chargée de rechercher des localités propres à la création d'un lazaret et de lieux d'isolement » témoigne ainsi, dans un rapport publié en 1860, de l'importance des vents dans le choix d'un emplacement : « Adossée à de hautes montagnes à pentes plus ou moins escarpées à l'ouest et au sud, limitée par la mer au nord, la ville de Saint-Denis n'offre guère que dans l'est et le sud-est des terrains susceptibles de se prêter à la fondation des divers établissements insalubres qui d'ordinaire se placent hors des limites des villes. Et comme des vents réguliers règnent presque constamment du nord-est au sud sud-est, la santé publique se trouverait menacée par des agglomérations

334 Emanations assimilées à des odeurs, les miasmes étaient réputés flotter dans l'air, et se déplacer au gré des vents

d'hommes, d'hommes suspects, d'hommes contaminés surtout qui seraient placés au vent de la ville[335] ».

Quelques années plus tard, les mêmes préoccupations semblent animer les membres de la « Commission sanitaire ottomane chargée de l'exploration des ports de la mer rouge en vue de l'organisation d'un service quarantenaire ». Ladite commission avait pour mission de choisir l'emplacement le plus adapté pour construire un lazaret destiné à accueillir les pèlerins du *hajj*. Elle était constituée de quatre membres, dont trois médecins : Halil Efendi, Dr. Moustapha, Malezian et Castaldi.

Ce dernier, en sa qualité de rapporteur de la commission, lit le présent rapport lors de la réunion du Conseil de santé de Constantinople, le 15 octobre 1867 : « Nous avons l'honneur d'exposer à l'administration le résultat des études que nous avons faites dans notre voyage d'exploration dans la mer Rouge. Le but de cette exploration était la recherche d'une localité offrant la plus grande somme de conditions favorables à l'établissement d'un service sanitaire permanent en vue du pèlerinage de la Mecque. A cet effet, le gouvernement impérial avait mis la corvette à vapeur *Ismir* à la disposition de la Commission.

Les localités visitées par la Commission sont : Lith, Gonfouda, Lohéia, l'île de Kamaran, Hodéida, Moka et les îles voisines, Cheyk-Said et Cheyk-Malou, au nord-ouest et au sud-est du cap Bab-el-Mandeb, l'île de Prime et la position d'Obok. L'esprit qui nous a guidés dans nos recherches était, pour ainsi dire, formulé dans les travaux de la Conférence sanitaire internationale de Constantinople, travaux dont études devaient être en quelque sorte le complément. Nous nous sommes donc appliqués à étudier les conditions requises pour que la localité à choisir fût propre à recevoir l'établissement d'un service sanitaire permanent et complet.

Ces conditions sont, à notre avis, les suivantes :

1° Emplacement convenable ;

2° Bon ancrage dans un port assez vaste ;

---

335 Archives Départementales de la Réunion, Dossier n° 5M 54, Rapport de la sous-commission chargée de rechercher des localités propres à la création d'un lazaret et de lieux d'isolement, non daté

3° Eau potable en quantité suffisante ;

4° Sécurité de séjour ;

5° Isolement complet ;

6° Possibilité de surveillance pour empêcher les communications clandestines ;

7° Salubrité des lieux ;

8° Facilité de l'approvisionnement.

Nous allons exposer le point de vue sous lequel nous avons cru envisager ces différents éléments d'étude. La localité à choisir devait être située, autant que possible, à proximité de l'entrée de la mer Rouge, et devait présenter un espace assez vaste pour pouvoir contenir plusieurs milliers de personnes campées sous des tentes. En outre, elle devait être placée de manière à rendre possible une surveillance sévère et efficace, afin qu'aucun navire provenant des Indes ne pût entrer dans la mer Rouge sans être aperçu et sans avoir subi l'arraisonnement obligatoire.

Cette circonstance est tellement essentielle, que nous considérons comme absolument illusoire toute mesure quarantenaire établie dans une localité qui n'offrirait pas ces conditions[336] ». Au vu de ces critères de choix pour le moins drastiques, c'est finalement l'île de Perim[337] qui sera sélectionnée par la commission pour accueillir le lazaret.

Les premiers lazarets du XVI$^{ème}$ siècle étaient construits très proches des villes, parfois à seulement quelques centaines de mètres seulement des remparts. Daniel Panzac écrit ainsi : « En fait, la plupart des lazarets les plus anciens sont situés aux abords du port et sont très proches de la ville. C'est le cas des premiers lazarets d'Ancône, de Livourne, de Rijeka, de Trieste, de Split et de Dubrovnik, tous fondés au XVI$^{ème}$ siècle ou au début du XVII$^{ème}$ siècle. Les Nouvelles Infirmeries de Marseille

[336] Fauvel Antoine Sulpice, *Le choléra. Etiologie et prophylaxie. Exposé des travaux de la conférence sanitaire internationale de Constantinople*, Paris, J.-B. Baillière et fils, 1868, pp. 592-593

[337] *Barim* en arabe, connue également sous son nom portugais Meyon ; île du Yémen faisant face aux côtes de Djibouti, dans le détroit de Bab el Mandeb, sur la route maritime du *hajj*

commencées en 1663 ne sont qu'à trois cent mètres du rempart de la ville mais à l'écart du port[338] ».

Ce n'est qu'à partir de la grande peste de Marseille de 1720 qu'un véritable vent de panique va saisir les bureaux de santé européens, et les décider à faire construire les lazarets le plus loin possible, parfois à plusieurs kilomètres des remparts de la ville. Désormais, les îlots sont plus particulièrement recherchés pour l'établissement des lazarets car leur accessibilité naturelle est ainsi rendue encore plus difficile. Non seulement les voyageurs suspects peuvent difficilement fuir à la nage, mais de plus les personnes non autorisées ne peuvent pas pénétrer à l'intérieur de telles prisons naturelles.

Si la configuration du lazaret le permet, le navire suspect est amarré dans un port en retrait, et notamment s'il doit subir une quarantaine. A Marseille par exemple, les navires étaient mis en rade à l'île de Pomègues[339]. Daniel Panzac décrit l'île et son usage au XVIII$^{ème}$ siècle de la manière suivante : « Il s'agit d'une île pelée et très découpée dont l'une des anses, la plus vaste, appelée la Grande Prise, située au Sud, accueille les navires en quarantaines. Améliorée par un petit môle, elle peut abriter tant bien que mal quarante navires de 200 à 300 tonneaux bien rangés sur deux rangs. Les équipages nettoient leur navire, le réparent, se reposent aussi, sous la surveillance d'un garde chargé d'empêcher les contacts d'un bâtiment à l'autre[340] ».

Il était toutefois assez rare qu'un lazaret dispose de ses propres espaces annexes, comme des îles proches, ou une crique, pour y amarrer les bâtiments. Cela nécessitait, outre une configuration géographique particulière, de grandes ressources logistiques et humaines. Parfois, l'évolution de l'épidémiologie

---

[338] Panzac Daniel, *Quarantaines et lazarets. L'Europe et la peste d'Orient*, Aix-en-Provence, Edisud, 1986, p. 36

[339] Longue de 2,7 kilomètres et haute de 89 mètres, c'est la plus grande île de l'archipel du Frioul, qui comprend également les îles de Ratoneau et du château d'If

[340] Panzac (D.), « Politiques anciennes et maladies nouvelles : la difficile adaptation de la politique sanitaire au XIX$^{ème}$ siècle », in *Bulletins et mémoires de la Société d'anthropologie de Paris, nouvelle série*, 1998, tome X, 1-2, p. 55

de certaines maladies, ou l'émergence de pathologies contagieuses, nécessitent l'extension des bâtiments.

C'est ainsi que Pomègues remplit son rôle avec satisfaction tout au long du XVIII$^{ème}$ siècle. Toutefois, dans les années 1820, une maladie « nouvelle », venue des Amériques semble-t-il, débarque sur les côtes espagnoles : la fièvre jaune. En 1821, près de 15% de la population de Barcelone succombe au virus amaril.

Aussitôt Marseille est verrouillée, et l'île de Pomègues connait un véritable entassement de navires temporairement bloqués par les quarantaines. En 1823, le gouvernement français se voit alors contraint de construire la Digue de Berry, longue de 300 mètres, reliant Pomègues à l'île voisine de Ratonneau, ainsi que le Port Dieudonné, dont la superficie de 25 ha permet d'accueillir 120 navires. Le nouveau dispositif sanitaire est parachevé en 1828 avec la construction de l'Hôpital Caroline, dont la particularité est de « capturer » le mistral et le canaliser à l'intérieur des couloirs[341].

## La taille

Les lazarets sont des constructions impressionnantes. Comme pour soutenir un siège, le bâtiment est fortifié : nul n'y entre, nul n'en sort. La muraille extérieure est généralement aveugle, pourvue de quelques tours. Pourtant, le principe de l'institution n'est pas de soutenir des attaques extérieures, mais plutôt d'empêcher les occupants de sortir. De ce point de vue, l'architecture du lazaret s'assimile davantage à celle d'une prison qu'à celle d'une forteresse.

Rares sont les lazarets pourvus d'une double enceinte. On peut citer le cas du lazaret de Mahon, entouré de deux murs de 7.45 mètres de haut, séparés par un fossé de 13 mètres de large. On peut également citer le cas de Marseille, dont le lazaret est protégé par une deuxième enceinte éloignée de douze mètres de la première, à partir de 1724, en réponse à la catastrophe

[341] Panzac (D.), « Politiques anciennes et maladies nouvelles : la difficile adaptation de la politique sanitaire au XIX$^{ème}$ siècle », in *Bulletins et mémoires de la Société d'anthropologie de Paris, nouvelle série*, 1998, tome X, 1-2, p. 56

sanitaire de 1720. Un troisième mur sera même érigé en 1825[342].

Généralement, la taille du lazaret est proportionnelle à la taille de la ville, ou plutôt du port, dont il est en quelque sorte une annexe. C'est d'ailleurs la raison pour laquelle l'extension d'un port est souvent suivie, peu de temps après, d'un agrandissement de son lazaret.

Certains bâtiments, très fréquentés, peuvent atteindre des tailles gigantesques, comme en atteste Daniel Panzac : « En un siècle et demi, de 1645 à 1790, le lazaret de Malte est passé par adjonctions successives de 8 000 à 30 000 m². Vers 1770, celui de Split atteint un hectare pour une ville dont la superficie ne dépasse pas dix hectares. A Trieste, les trois lazarets construits entre 1720 et 1867 ont une superficie respective de 18 000, 25 000 et 64 200 m². Le quatrième lazaret de Livourne, San Leopoldo, construit en 1781 occupe 33 000 m² et celui de Mahon, terminé 35 ans plus tard, 89 000 m². Le plus important de tous est celui de Marseille qui couvre près de 18 hectares[343] ».

Du fait de leur grande taille, la construction des lazarets pose deux problèmes majeurs : d'abord, il faut trouver un terrain suffisamment vaste pour contenir d'aussi grandes surfaces bâties. Par ailleurs, le coût de la construction peut devenir prohibitif pour des villes n'ayant pas suffisamment de ressources.

La plupart des lazarets construits sur la terre ferme adoptent une forme rectangulaire régulière, se prêtant assez facilement à des extensions successives. Aujourd'hui, les lazarets encore sur pied témoignent d'ailleurs des différents travaux d'agrandissement réalisés, probablement du fait de l'augmentation de l'activité commerciale de leurs ports.

D'autres bâtiments, en revanche, sont construits de manière à épouser la configuration du terrain, en particulier lorsqu'ils sont édifiés sur des îlots. Le lazaret de Venise, par exemple, suit à peu près les contours de l'île sur laquelle il est construit. Outre

---

342 Pour plus de détails, voir Panzac Daniel, *Quarantaines et lazarets. L'Europe et la peste d'Orient*, Aix-en-Provence, Edisud, 1986, p. 38

343 Cités in Panzac Daniel, *Quarantaines et lazarets. L'Europe et la peste d'Orient*, Aix-en-Provence, Edisud, 1986, p. 37

des formes quelque peu atypiques, cela rend toute extension horizontale impossible, à moins de gagner sur la mer en construisant sur pilotis[344].

Dans la majorité des cas, le lazaret comprend des bâtiments administratifs, des entrepôts, des chambres pour accueillir tant le personnel que les voyageurs, et des commodités, cuisines, latrines, et autres.

## La consigne

La consigne est considérée comme le cœur du lazaret. Elle abrite sa partie administrative, c'est notamment le lieu où siège le conseil sanitaire, et où travaillent les officiers de santé. C'est donc là que doit se rendre le capitaine du navire qui désire débarquer au port.

Le plus souvent, il s'agit d'un local situé à l'intérieur même de l'édifice. Il arrive toutefois que l'administration siège à l'extérieur du lazaret, comme c'était le cas à Marseille, Toulon, Split ou Naples. La consigne abrite les bureaux du commandant ou capitaine du port, des intendants de santé, ainsi que des employés. Elle peut également comprendre une caserne pour les soldats ou les gardes affectés à la surveillance des quarantaines. Parfois, à Marseille par exemple, la consigne est flottante, et installée à l'entrée même du port, au pied du fort Saint-Jean[345].

Certaines personnes travaillant dans le lazaret disposent d'un logement de fonction, ce qui permet d'assurer leur présence permanente. Généralement, le logement du capitaine du lazaret est situé à l'intérieur du bâtiment, un peu à l'écart, et de manière à ce qu'il puisse surveiller, à toute heure de la journée, l'activité dans la consigne et les autres espaces. Selon la taille du lazaret, le logement du capitaine peut n'être un modeste appartement, comme il peut être une grande maison dotée d'un jardin indépendant.

---

[344] Nous n'avons pas connaissance de tels ouvrages, si ce n'est de simples pontons

[345] Simple ponton de 1660 à 1722, la consigne sera construite en dur après l'avènement du *Grand Saint-Antoine*. Le bâtiment est encore visible aujourd'hui à l'entrée du vieux port

## Les entrepôts

Nous avions eu l'occasion de le souligner *supra*, le lazaret est destiné à assurer la quarantaine de la cargaison autant que des voyageurs. C'est pourquoi le bâtiment comprend toujours un vaste espace destiné à entreposer les bagages des voyageurs et les marchandises, qui seront éventées, retournées, parfumées, soumises à un ensemble de manipulations codifiées, destinées à les nettoyer et à les purifier.

Les entrepôts sont fermés par des grilles pour empêcher les vols, et suffisamment espacés pour permettre une ventilation permanente. Daniel Panzac précise que « Les deux grands entrepôts voûtés de l'Enclos Neuf de Marseille, édifiés en 1757, ont chacun 65 mètres de long sur 35 mètres de large et peuvent abriter ensemble 6 000 colis ou balles. La principale halle de Livourne a 200 mètres de long sur 20 mètres de large. A Gênes, où l'espace est plus chichement mesuré, les bâtiments servant de magasins comportent deux étages[346] ». Tels cas sont toutefois plus rares, car il est bien plus facile de manipuler les lourdes balles de marchandises lorsqu'elles sont entreposées au rez-de-chaussée.

Etant donnée la diversité des statuts des patentes (brute, suspecte, nette), mais également la diversité des catégories de marchandises (susceptibles, non-susceptibles, contumaces,...), les entrepôts étaient constitués d'enclos nettement séparés. En effet, il était primordial par exemple, de ne pas placer côte à côte des tissus provenant d'un navire à patente brute, et du blé sain.

La hantise des officiers de santé était que le lazaret se transforme en espace de contagion, de même que les autorités sanitaires redoutent aujourd'hui les infections nosocomiales[347]. C'est d'ailleurs la raison pour laquelle les infectionnistes

---

[346] Panzac Daniel, *Quarantaines et lazarets. L'Europe et la peste d'Orient*, Aix-en-Provence, Edisud, 1986, p. 38

[347] Nous ne pouvons employer ce terme dans le contexte des lazarets, car il n'est apparu en France qu'à la fin des années 1980, au terme de la circulaire n° 263 du ministère de la Santé, en date du 13 octobre 1988, relative à l'organisation de la surveillance et de la prévention des infections nosocomiales

refusaient d'admettre le système des quarantaines : ils considéraient que, en regroupant en un même lieu un grand nombre de personnes ou d'objets contaminés ou suspectés de l'être, cela revenait à créer un gigantesque foyer d'infection. Les lazarets étaient donc considérés par les anti-contagionnistes comme des lieux d'irradiation de miasmes morbifiques à grande échelle, mettant en danger les populations environnantes.

Pour limiter les risques de contagion entre marchandises, on construisait les entrepôts de manière à ce qu'ils soient cloisonnés en différents enclos. Certains ports, tels celui de Livourne, ont même préféré se doter de trois lazarets différents, chacun étant affecté à un type de patente[348]. Solution trop coûteuse, elle est restée exceptionnelle.

## Les logements

Le lazaret comporte un espace, isolé des entrepôts, destiné à accueillir les personnes, voyageurs ou membres d'équipage, purgeant leur quarantaine. Comme les quarantaines duraient plusieurs jours, voire plusieurs semaines, il s'agissait d'espaces de vie, conçus pour manger, dormir, travailler, se divertir si possible. Les plus grands édifices peuvent comporter plusieurs dizaines de chambres, le lazaret de Mahon[349] en abritait ainsi pas moins de 141.

Généralement, les chambres sont réparties en trois classes, ce qui permet aux passagers des navires de subir leur quarantaine en fonction de la catégorie de leur cabine à bord. Le lazaret de Mahon comprenait également 46 cuisines et 53 cabinets[350], ce qui permettait aux voyageurs de première classe de disposer de lieux d'aisance individuels.

Le voyageur arrivant au lazaret de Portofarina[351], en Tunisie, avait ainsi la possibilité de choisir entre trois classes de chambres, selon ses moyens : les chambres de première classe offrent « 1 lit, 1 couverture, à 3 Francs/jour », celles de seconde

---

[348] Panzac Daniel, *Quarantaines et lazarets. L'Europe et la peste d'Orient*, Aix-en-Provence, Edisud, 1986, p. 49

[349] Port principal de Minorque, dans les Baléares

[350] Palanca (J. A.), « El lazareto de Mahon », in *Medicamenta* XXX, 1958, p. 306

[351] Actuelle *Ghar el Melh*, au Nord Est du pays

classe « 1 lit, 1 couverture, moins bons que le premier choix à 2 Francs/jour » et celles de troisième classe, rudimentaires, « ni lit, ni couverture, à 1 Franc/jour[352] ». Les lieux étant froids et humide, et en particulier en hiver, seuls des passagers particulièrement dénués optaient pour les chambres de troisième classe. Les risques de prendre froid étaient particulièrement sévères à Portofarina.

Toutefois, certains lazarets, fréquentés exclusivement par des migrants misérables, étaient de véritables taudis, et il n'y était guère question de chambres de première classe. C'était le cas, par exemple, du lazaret de la Grande Chaloupe, sur l'île de la Réunion, dans lequel les coolies en quarantaine devaient se contenter de « nattes en lambeaux » et de « couvertures à moitié rongées par les rats et les insectes[353] ».

## Les latrines

Comme tout espace de vie communautaire, le lazaret est pourvu en latrines. Ici, les lieux d'aisance revêtent une importance particulière. En effet, l'hygiène fait partie des priorités de toute institution sanitaire. Par ailleurs, on commence à savoir, vers la fin du XIXème siècle, que certains micro-organismes ont développé une stratégie de survie et de reproduction dans le cycle de l'excrétion, créant le mythe du « péril fécal » : expulsé en même temps que les excrétions d'un premier hôte, *vibrio cholerae*[354] par exemple, sera ensuite absorbé par un homme sain, par sa bouche. L'eau constitue un vecteur idéal de transmission. Les bacilles iront ensuite se nicher dans les intestins pour s'y multiplier et provoquer la maladie. Le virus se transmet donc par le biais des selles, et de nombreuses maladies sont décrites comme une conséquence plus ou moins directe du manque d'hygiène corporelle et

---

352 Archives Nationales de Tunisie, Série Historique, Dossier n°68/810/41, Tarifs de quarantaine

353 Chaillou Virginie, *De l'Inde à la Réunion. Histoire d'une transition. L'épreuve du lazaret, 1860-1882*, France, Océan Editions, 2002, p. 96

354 Bacille du choléra, découvert en 1854 par l'anatomiste italien Filippo Pacini

alimentaire. Les latrines deviennent ainsi des espaces stratégiques dans les lazarets.

De ce point de vue, certains lazarets étaient à l'avant-garde de la technologie, tels celui de Gênes. Le philanthrope britannique John Howard, qui l'avait visité vers la fin du XVIII$^{ème}$ siècle, témoigne avec admiration de l'existence d'eau courante dans ses murs, véritable luxe à cette époque. En effet, une source proche du lazaret desservait toutes les chambres, l'auteur écrivant à ce propos : « It prevents the rooms from being offensive[355] ».

A la fin du XIX$^{ème}$ siècle, le lazaret de Trieste, reconstruit et modernisé, dispose de latrines reliées à un système d'évacuation, et est même pourvu en bains et en douches. Tel équipement, très sophistiqué pour l'époque, avait pour but de garantir de bonnes conditions de vie aux voyageurs de la haute société. C'était également un moyen de maintenir les voyageurs dans un état de propreté minimum.

Les baignoires servaient également au *spoglio*[356], opération qui consistait à obliger les suspects en quarantaine à se baigner longuement nus, avant de revêtir des vêtements propres. Cette procédure ne commence à se généraliser que vers le début du XIX$^{ème}$ siècle. Les lazarets qui la pratiquent comprennent une ou plusieurs pièces pourvues d'une baignoire alimentée en eau claire, tiède en hiver, et changée après chaque utilisation.

Dans l'empire ottoman, un règlement publié à Istanbul le 8 avril 1840[357] précise les modalités de cette opération qui, bien qu'empirique, se révèlera relativement efficace pour l'élimination des puces, vecteur - on ne le savait pas encore à l'époque - de la peste.

Pourtant, hormis ces cas particuliers de lazarets propres et bien équipés, les témoignages des voyageurs, du personnel, des autorités même, font le plus souvent état de conditions d'hygiène déplorables. Les latrines du lazaret de la Grande

---

355 Howard John, *An Account of the principal lazarettos of Europe*, Warrington, 1789

356 Dépouillement en Italien

357 Aristarchi bey (Grégoire), *Législation ottomane, ou Recueil des lois, règlements, ordonnances, traités, capitulations et autres documents officiels de l'empire ottoman*, tome III, Constantinople, 1874, pp. 140-141

Chaloupe, sur l'île de la Réunion, sont ainsi décrites comme « ...précaires et construites de manière provisoire. Elles se résument à un fossé couvert d'un plancher percé de trous jusqu'en 1863. Par la suite, ce bâtiment est construit en dur, mais ne comporte qu'une seule ouverture pour laisser passer l'air et le jour. On imagine aisément la puanteur et l'infection qui devaient régner dans ce lieu trop exigu pour le nombre de personnes internées. Fort heureusement, ces latrines sont suffisamment éloignées des bâtiments[358] ».

La situation est pire encore dans le lazaret de Kamaran, destiné aux *hajjis*. Le médecin français L. Arnaud témoigne des conditions vétustes des lieux : « Les campements y sont composés d'*ariches*, sortes de huttes de roseaux ou de branches de dattier recouvertes de nattes, de 20 mètres de longueur, sur 5m.50 de large et 3m.60 de hauteur. Ces *ariches* sont à peine distants de 150 à 300 mètres les uns des autres et l'isolement est dérisoire ; en outre ils sont insuffisants ; faits pour abriter 45 pèlerins au plus, ils en contiennent parfois 70 et davantage. Les latrines y sont défectueuses et mal entretenues, l'approvisionnement en eau potable est insuffisant et l'eau est de qualité douteuse... Dans ces conditions, Camaran est un entrepôt cholérique[359] ».

Ce que le Docteur Arnaud désigne pudiquement par latrines devait probablement se résumer à un sommaire trou dans le sable, qu'on arrosait régulièrement d'une solution de sulfate de cuivre pour en atténuer les effets morbifiques. Il est vrai que sur une île perdue en pleine Mer rouge, il n'était guère possible d'installer des espaces d'aisance modernes, avec une tuyauterie pour évacuer les matières fécales porteuses de microbes. Dans ces conditions, la boucle du péril fécal est bouclée, et les microbes excrétés par les uns finissent irrémédiablement dans les intestins des autres.

---

[358] Archives Départementales de la Réunion, Dossier n° 5M 54, Lettre adressée au directeur de l'intérieur par le médecin du lazaret, 30 novembre 1864

[359] Arnaud (L.), « Le pèlerinage de la Mecque », in *Revue d'hygiène et de police sanitaire*, 1893, p. 6

# Chapitre VIII

# LE QUOTIDIEN DU LAZARET

Nous avons eu l'occasion de décrire, à ce stade, la manière dont se concevaient les lazarets. Mais que se passai-t-il derrière les murs épais ? Comment était vécu le quotidien de la quarantaine ? C'est ce que nous aurons l'occasion de voir dans ce chapitre, en passant en revue des témoignages d'hommes, illustres ou inconnus, qui ont eu à séjourner dans un lazaret au cours de leurs voyages à travers le monde.

## Entre les murs du lazaret

La plupart des témoignages de voyageurs font état de conditions de quarantaines difficiles. Stamatis, personnage fictif du roman d'Alexandre Papadiamantis, formule en ces termes son séjour dans le lazaret de Tsoungrias, sur l'îlot de Skiathos en Grèce : « On peut bien dire que je suis un naufragé, poursuit Stamatis, un naufragé sur la terre ferme[360] ». On sent toutefois que, au travers de la fiction, le romancier décrit une réalité vécue. Une fois de plus, le lazaret s'inscrit comme un espace coincé entre la terre et la mer.

Le philosophe genevois Jean-Jacques Rousseau décrit dans son admirable autobiographie, les *Confessions*, l'éprouvant séjour qu'il avait eu à effectuer dans le lazaret de Gênes en 1743 : « C'était le temps de la peste de Messine. La flotte anglaise y avait mouillé et visita la felouque sur laquelle j'étais. Cela nous assujettit en arrivant à Gênes, après une longue et pénible traversée, à une quarantaine de vingt et un jours. On donna le choix aux passagers de la faire à bord ou au lazaret, dans lequel on nous prévint que nous ne trouverions que les quatre murs, parce qu'on n'avait pas encore eu le temps de le meubler. Tous choisirent la felouque.

---

360 Papadiamnatis Alexandre, *Gardien au lazaret*, Dijon, Editions Universitaires de Dijon, 2013, p. 115

L'insupportable chaleur, l'espace étroit, l'impossibilité d'y marcher, la vermine, me firent préférer le lazaret, à tout risque. Je fus conduit dans un grand bâtiment à deux étages absolument nu, où je ne trouvai ni fenêtre, ni lit, ni table, ni chaise, pas même un escabeau pour m'asseoir, ni une botte de paille pour me coucher. On m'apporta mon manteau, mon sac de nuit, mes deux malles ; on ferma sur moi de grosses portes, à grosses serrures, et je restai là, maître de me promener à mon aise de chambre en chambre et d'étage en étage, trouvant partout la même solitude et la même nudité. Tout cela ne me fit pas repentir d'avoir choisi le lazaret plutôt que la felouque, et, comme un nouveau Robinson, je me mis à m'arranger pour mes vingt et un jours comme j'aurais fait pour toute ma vie.

J'eus d'abord l'amusement d'aller à la chasse aux poux que j'avais gagnés dans la felouque. Quand, à force de changer de linge et de hardes, je me fus enfin rendu net, je procédai à l'ameublement de la chambre que je m'étais choisie. Je me fis un bon matelas de mes vestes et de mes chemises, des draps de plusieurs serviettes que je cousis, une couverture de ma robe de chambre, un oreiller de mon manteau roulé. Je me fis un siège d'une malle posée à plat, et une table de l'autre posée de champ. Je tirai du papier, une écritoire, j'arrangeai en manière de bibliothèque une douzaine de livres que j'avais. Bref, je m'accommodai si bien, qu'à l'exception des rideaux et des fenêtres, j'étais presque aussi commodément à ce lazaret absolument nu qu'à mon jeu de paume de la rue Verdelet.

Mes repas étaient servis avec beaucoup de pompe ; deux grenadiers, la baïonnette au bout du fusil, les escortaient ; l'escalier était ma salle à manger, le palier me servait de table, la marche inférieure me servait de siège, et, quand mon dîner était servi, l'on sonnait en se retirant une clochette pour m'avertir de me mettre à table. Entre mes repas, quand je ne lisais ni n'écrivais, ou que je ne travaillais pas à mon ameublement, j'allais me promener dans le cimetière des protestants, qui me servait de cour, où je montais dans une lanterne qui donnait sur le port et d'où je pouvais voir entrer et sortir les navires[361] ».

Le témoignage de Jean-Jacques Rousseau nous laisse rêveur, nous donnant presque l'envie de séjourner comme lui dans un lazaret. N'oublions pas qu'il s'agit là d'un intellectuel, et d'ailleurs l'un de ses premiers gestes ne furent-ils pas de recréer un environnement invitant au calme et à la réflexion ?

Autre tempérament, autres préoccupations : en 1744, l'aventurier Giacomo Girolamo Casanova effectue un séjour de 28 jours dans le lazaret d'Ancône. Il décrit sa quarantaine en ces termes : « Nous descendîmes à Ancône, au vieux lazaret, où on nous annonça que nous subirions une quarantaine de vingt-huit jours, parce que Venise avait admis, après une quarantaine de trois lois, l'équipage de deux vaisseaux de Messine, où récemment la peste avait exercé ses ravages. Je demandai une chambre pour moi et pour le frère Stephano, qui m'en sut un gré infini. Je louai à des Juifs un lit, une table et quelques chaises, m'obligeant de payer le loyer de tout à l'expiration de la quarantaine…

Le récollet[362], qui devait en passer quatre [semaines] avec moi, s'attendait à vivre à mes dépens, tandis que c'était lui que la Providence m'avait envoyé pour m'entretenir. Il avait des provisions avec lesquelles il aurait pu nous nourrir huit jours ; mais il fallait penser plus loin…[363] ».

On voit bien, au travers de ce récit de Casanova, que la préoccupation majeure des voyageurs en quarantaine était tout de même d'assurer leur nourriture, car celle-ci n'était en aucun cas assurée par les officiers de santé, ni par le capitaine du navire. Cela était d'ailleurs toujours spécifié aux passagers, au moment de l'achat des billets. La question était d'autant plus importante, que la durée de la quarantaine pouvait être très longue et générer des frais de bouche importants.

---

[361] Rousseau Jean-Jacques, *Les confessions*, livre VII, Genève, 1782, pp. 299-300

[362] Les Frères mineurs récollets étaient les membres de l'*Ordo fratrum minorum recollectorum,* tendance dite « observante » des franciscains, ordre religieux inspiré par saint François d'Assise

[363] Casanova Giacomo Girolamo, *Mémoires, chapitre VIII*, Paris, Garnier frères, 1910, p. 204

Fidèle à sa renommée, Casanova va d'ailleurs profiter de son séjour forcé pour séduire une jeune femme grecque, isolée dans la cellule voisine à la sienne : « Alors le seul plaisir qui me resta fut de passer mes heures sur un balcon donnant sur cette même cour. J'y vis une esclave grecque d'une beauté surprenante et qui m'intéressa beaucoup… Oisif dans un lazaret, et tel que la nature et l'habitude m'avaient fait, pouvais-je contempler un objet aussi séduisant pendant une grande partie de la journée sans en devenir fou ?...

Je pris le parti de lui écrire… Je priai mon gardien de ne pas m'enfermer comme il le faisait toutes les nuits, et il y consentit, à condition qu'il me surveillerait, car, si je m'avisai de sauter dans la cour, il irait de sa tête… A minuit, au moment où je commençais à désespérer, je la vois apparaître… et dans cet état nous parlâmes de nous, d'amour, de désirs,…[364]».

C'est donc une toute autre dimension que revêt le lazaret ici. Malgré sa nature coercitive et l'austérité de ses murs, le bâtiment pouvait se révéler être un surprenant espace de socialisation, où se nouaient des amitiés, des amours, des intrigues.

Nous avons jusqu'ici surtout évoqué les cas de quarantaines subies par des navires de commerce. Il faut toutefois savoir qu'aucun type de bateau n'échappait aux procédures. Même les plus luxueux paquebots de croisières, et leurs riches passagers, pouvaient être astreints à des séjours forcés dans les lazarets.

L'architecte français Jean-Baptiste Marchebeus relate ainsi la quarantaine qu'il effectue en 1833 au lazaret de Malte, alors même qu'il effectuait une croisière à bord du paquebot *François Ier* : « Ce fut le 15 juillet que nous jetâmes l'ancre en face du lazaret, et deux heures après, chacun de nous s'installait de son mieux dans de grandes chambres de vingt-quatre pieds carrés, badigeonnées fraîchement à la chaux et meublées de deux bois de lit peints en gris, de quatre chaises grossières, d'une table de sapin et d'une cruche d'eau. C'est dans ce triste réduit que nous allions passer seize jours d'un ennui mortel, soumis à l'inspection ridicule qui, grâce à un usage absurde,

---

[364] Casanova Giacomo Girolamo, *Mémoires*, chapitre VIII, Paris, Garnier frères, 1910, pp. 207-208

pèse à la fois sur les hommes et sur les marchandises entassées sous le même toit, et livrés à la merci d'un conseil de santé et de quelques gardiens ignorans.

Le résultat de ce déplorable abus est un impôt forcé prélevé sur les voyageurs qui se trouvent ainsi à la discrétion de l'aubergiste et des préposés du quartier, car il faut payer absolument tout ce qu'ils vous demandent pour la nourriture et le coucher. Afin de nous conformer au règlement nous fîmes chacun notre marché, et les meilleures conditions que nous obtînmes furent d'une Colonnade[365] et demie, ou 9 francs par jour, sans y comprendre le vin. C'était presque le double de ce que nous avions payé dans le meilleur hôtel de la ville où nous avions été admirablement nourris et logés[366]».

Une fois de plus, ce témoignage, pourtant issu d'un membre de la « steam society[367] » qui était loin d'avoir des soucis d'argent, souligne la grande précarité des voyageurs enfermés dans les lazarets. Assurément, la nourriture semblait être l'un des soucis majeurs des voyageurs pendant leur quarantaine.

On relève ici un autre détail : tout au long de la quarantaine, les marchandises étaient entassées « sous le même toit que les passagers », ce qui va pourtant à l'encontre des règles élémentaires de la purification. Marchebeus ne manque d'ailleurs pas de fustiger les officiers de santé à ce propos : « Je ne voudrais pas trop insister sur les quarantaines en général ni ennuyer mes lecteurs de toutes les observations qu'on peut faire sur cette matière ; mais il est pourtant utile de relever les abus criants dont les voyageurs en Orient ont été jusqu'ici les victimes. N'est-il pas inouï, par exemple, que des hommes sains et bien portans soient renfermés avec des marchandises viciées et peut-être empestées, que l'on retourne et que l'on évente dans les cours et les magasins placés au-dessous même des dortoirs des voyageurs, ainsi que cela se pratique à Malte ?...

N'est-il pas absurde encore de ne tenir aucun compte de la durée du voyage, et de ne pas prendre en considération les jours passés en mer pour exempter du séjour au lazaret les navires qui

---

365 Ancienne monnaie espagnole

366 Marchebeus Jean-Baptiste, *Voyage de Paris à Constantinople par bateau à vapeur*, Paris, Amiot, 1839, pp. 217-218

367 Haute société, habituée aux croisières

pendant une longue traversée n'ont point eu la maladie contagieuse à leur bord ?[368] ».

Pourtant, les moyens dont disposaient les passagers de la haute société leur permettront de vivre des moments pour le moins agréables pendant leur quarantaine. Jean-Baptiste Marchebeus décrit ainsi la manière dont les riches passagers du paquebot le *François Ier* passaient leur temps entre les murs du lazaret de Malte : « S'il fut impossible d'embellir notre affreuse prison et d'en tempérer au moins la tristesse et l'ennui, chacun essaya du moins d'utiliser le temps pour le mieux. Les uns avaient loué des meubles, des violons, des pianos, d'autres chantaient et dessinaient. Je m'occupai, pour ma part, à repasser les notes que j'avais recueillies sur les pays que nous venions de parcourir en trois mois.

Quelques gastronomes avaient pris à gage des cuisiniers et menaient assez joyeuse vie à l'aide d'excellents dîners et de libations copieuses, et le jeu enfin n'était pas la distraction la moins recherchée. Les bains de mer, par une chaleur de trente degrés, étaient aussi un agrément inappréciable. Dix barques munies de leur pavillon jaune avaient été louées pour nos promenades, resserrées d'ailleurs dans des limites que nous ne pouvions franchir sans nous exposer à la carabine des factionnaires qui gardaient le lazaret. Nos dames, plus sédentaires, lisaient, rêvaient ou s'ennuyaient[369] ».

La fin de la quarantaine peut faire l'objet de grandes festivités, parfois spectaculaires. Jean-Baptiste Marchebeus relate ainsi l'ambiance dans laquelle le paquebot *François Ier* quitte enfin le lazaret de Malte, à la fin du mois de juillet 1833 : « Le 30 juillet, à six heures du matin, la visite fut passée par les docteurs, et après qu'ils eurent constaté qu'il n'y avait parmi nous aucun malade[370], nous fûmes mis en libre pratique,

---

368 Marchebeus Jean-Baptiste, *Voyage de Paris à Constantinople par bateau à vapeur,* Paris, Amiot, 1839, p. 218

369 Marchebeus Jean-Baptiste, *Voyage de Paris à Constantinople par bateau à vapeur,* Paris, Amiot, 1839, pp. 220-221

370 Notons ici la nature communautaire de la décision : un seul cas révélé de maladie parmi les passagers aurait suffi à rallonger la durée de la quarantaine de l'ensemble du groupe

et une gaîté bruyante succéda bientôt à la tristesse des derniers jours.

Lord Ponsomby, gouverneur de Malte, donna, le soir même, un grand dîner à nos voyageurs. A onze heures, un feu d'artifice fut tiré à l'arsenal, où lady Briggs, femme de l'amiral du port, donnait un grand bal. La meilleure société et les plus jolies femmes de l'île se pressaient à cette fête, qui dura toute la nuit au milieu de la plus grande gaîté. Le lendemain à huit heures du soir, nous faisions nos adieux à la cité victorieuse ; trois coups de canon annoncèrent le départ du *François Ier*[371] ».

## Manger

Nous avons eu l'occasion de le souligner à plusieurs reprises, la restauration des voyageurs en quarantaine est une tâche primordiale pour l'administration du lazaret. Puisque tout commerce avec l'extérieur est interdit aux voyageurs, c'est au capitaine du lazaret qu'incombe la responsabilité d'assurer nourriture et boisson. Les situations varient largement d'un lazaret à l'autre, mais d'une manière générale la qualité de la nourriture est plutôt mauvaise. Cette dernière peut même varier au sein d'un même établissement, à l'image d'ailleurs de la qualité des chambres.

Par exemple, en 1862, dans le lazaret de la Grande Chaloupe, sur l'île de la Réunion, chaque coolie en quarantaine avait droit à une ration quotidienne de 800 grammes de riz de Bengale ou de la côte de l'Inde, 125 grammes de morue et 250 grammes de légumes secs, accompagnés de 15 grammes de sel et 8 grammes de graisse[372], ainsi que diverses épices, telles que le piment, le safran ou le tamarin[373]. Par ailleurs, afin de diversifier les menus, « La ration de morue et celle de légumes secs seront alternées[374] ». Afin de pallier au manque de personnel, on laisse parfois les coolies cuire eux-mêmes leurs

---

[371] Marchebeus Jean-Baptiste, *Voyage de Paris à Constantinople par bateau à vapeur*, Paris, Amiot, 1839, p. 221

[372] Chaillou Virginie, *De l'Inde à la Réunion. Histoire d'une transition. L'épreuve du lazaret, 1860-1882*, France, Océan Editions, 2002, p. 94

[373] Epices typiques de la cuisine indienne, dont sont friands les coolies

[374] Archives Départementales de la Réunion

repas. Cela leur donne du coup la possibilité d'épicer à leur goût la nourriture.

Le Docteur Adolphe Coustan, médecin militaire, souligne la mauvaise qualité des produits dans l'établissement, et déplore notamment le fait que « Le poisson est presque toujours avarié et souvent à moitié rongé par les larves ou les cancrelats[375] ». Fort heureusement, la nourriture reste à la charge de la Société de Crédit Agricole, qui emploie les coolies. Le coût d'une ration journalière est de 0.42 francs pour un coolie en bonne santé, mais 0.8 pour un individu malade[376], probablement du fait du besoin de produits plus spécifiques. Notons ici que le coût de la ration quotidienne d'un garde sanitaire est de 1.5 francs, ce qui porte à croire que ces derniers auraient eu droit à une nourriture de meilleure qualité que les coolies en quarantaine.

A la qualité douteuse des produits alimentaires, s'ajoutaient les risques récurrents de pénurie, car le lazaret se retrouve isolé dès lors qu'un cyclone, fréquent dans la région, s'abat sur l'île.

Quelle fut notre étonnement d'apprendre, au cours de nos recherches, que le même lazaret de la Grande Chaloupe servait également des menus dignes de la plus haute gastronomie. Tels menus étaient toutefois destinés à un tout autre type de pensionnaires : les voyageurs et les commerçants qui, arrivant de pays suspects, devaient purger leur quarantaine avant de poursuivre leur route. Ces derniers étaient toutefois dans l'obligation de payer eux-mêmes leur nourriture : contrairement aux misérables coolies, ils pouvaient prétendre à un menu de bien meilleure qualité.

L'historienne Virginie Chaillou écrit à ce propos : « L'alimentation des voyageurs et des commerçants des pays à risque qui subissent la quarantaine est totalement différente et dépend de leur statut de voyageurs. La règlementation prévoit trois catégories de voyageurs et une classe d'indigent, cette

---

375 Archives Départementales de la Réunion, dossier n° 16K45, Marché pour la fourniture de rations nécessaires au lazaret, 14 juillet 1862

376 Archives Départementales de la Réunion, Dossier n° X93, Lettre du chef du bureau des finances, travaux et approvisionnements au gardien du lazaret n°1 de la Grande Chaloupe, 8 janvier 1908

dernière étant à la charge de l'administration qui prend en charge les frais d'hébergement des personnes sans ressources devant subir la quarantaine. Le plus souvent, les repas sont préparés par le cuisinier du lazaret, sauf pour les voyageurs musulmans qui reçoivent leur nourriture de Saint-Denis.

Le coût du repas étant pris en charge par les individus selon la catégorie dans laquelle ils se trouvent, les régimes auxquels ils sont soumis sont équivalents à ceux qu'un hôtel particulier offre à ses clients. Les plats proposés en première catégorie accompagnés de vins et champagnes sont variés et riches : filets aux pommes, matelote de poissons, beignets de cervelle…

Plusieurs cartes de repas retrouvées dans les archives de Saint-Denis donnent la composition des menus servis aux individus internés au lazaret en 1907. Le menu en première catégorie proposé le 3 mars 1907 ressemble à celui des jours de fête d'aujourd'hui. Le repas du matin comprend comme hors-d'œuvre : radis et petits oignons, comme entrées : omelettes aux fines herbes et salamis d'oiseaux relevé par un plat de légumes qui n'est autre que le palmiste, comme plat de résistance : une grillade de mouton aux pommes, riz, carry, rougail[377], comme dessert : fromages, dattes, bananes… comme boissons : vin La Bénédictine.

Le repas du soir n'est pas moins copieux. Il se compose d'un potage à savoir un consommé de vermicelle, puis une entrée, soit un canard braisé aux cèpes agrémenté d'un plat de légumes : choux au gratin, suivi d'un plat de résistance, un rôti de filet de porc, une salade de saison, et d'un dessert : fruits et fromages. Il est servi avec du champagne Coste Folcher[378] ».

Dans certains lazarets, les passagers malades et mis à la diète avaient droit à des menus adaptés. Au début du XX^ème^ siècle, le lazaret de la Grosse-île, qui assurait les quarantaines à l'entrée du port de Québec, proposait ainsi des repas spéciaux pour les voyageurs souffrant de fièvre entérique ou de typhoïde. Ces menus étaient prescrits par le médecin du lazaret pour faciliter la digestion et favoriser la guérison. Les convalescents avaient

---

[377] Le carry et le rougail sont des plats créoles typiques de la Réunion

[378] Chaillou Virginie, *De l'Inde à la Réunion. Histoire d'une transition. L'épreuve du lazaret, 1860-1882*, France, Océan Editions, 2002, pp. 192-193

également droit à des menus spéciaux, destinés à les aider à reprendre des forces avant de pouvoir quitter le lazaret.

L'historienne canadienne Christine Chartré écrit ainsi : « Il [le patient en quarantaine] reçoit d'abord du bouillon et des œufs puis, afin de lui faire reprendre les dix à vingt livres qu'il a perdues, on ajoute de la cossetarde[379], du porridge, du poulet, du mouton et des pommes de terre[380] ». La recette était simple : avant tout, il fallait engraisser les voyageurs pour leur faire prendre du poids, synonyme de bonne santé.

En cas de diphtérie, une diète liquide est prescrite, et notamment pendant la phase aiguë de la maladie : « Une diète augmentée comprenant des fruits cuits, des poudings et des céréales préparées est autorisée dès le moment où l'état du patient s'améliore. La diète complète n'est donnée que lorsque la convalescence est bien établie et que le fonctionnement des reins est normal[381] ».

En cas de rougeole, « Une diète légère composée de lait, de poudings et de poisson bouilli est permise lorsque la fièvre est tombée[382] ». Quant aux varioleux mis en quarantaine, ils ont droit à « une diète composée surtout de lait mais aussi de bouillons, d'eau d'orge et de gruau, donnée dans les premières phases de la maladie. Pendant la convalescence, le patient reçoit une diète plus nourrissante comprenant cossetardes, poissons bouillis et poulet[383] ».

Dans un lazaret, les aliments nourrissent certes, mais ils revêtent également une fonction de guérison, voire de prophylaxie si on considère que les diètes réduisent les risques de contamination par les malades contagieux. Bien nourris, les voyageurs devaient aussi être propres pour ne pas répandre leurs germes.

---

[379] Préparation crémeuse typique de la gastronomie québécoise, consistant en un mélange de lait et de jaunes d'œufs

[380] Chartré Christine, *Le traitement des maladies contagieuses à la station de la Grosse-Ile : 1832-1927*, Québec, Parcs Canada, 2001, p.113

[381] Chartré Christine, *Le traitement des maladies contagieuses à la station de la Grosse-Ile : 1832-1927*, Québec, Parcs Canada, 2001, p. 119

[382] Chartré Christine, *Le traitement des maladies contagieuses à la station de la Grosse-Ile : 1832-1927*, Québec, Parcs Canada, 2001, p. 128

[383] Chartré Christine, *Le traitement des maladies contagieuses à la station de la Grosse-Ile : 1832-1927*, Québec, Parcs Canada, 2001, p. 138

## Laver

Comme dans tout établissement sanitaire, le blanchissage était une activité particulièrement importante dans un lazaret. Il ne s'agissait pas simplement de laver, mais également de désinfecter, et d'éviter la propagation des maladies à l'intérieur même des chambres.

Dans son étude sur le traitement des maladies contagieuses au lazaret de la Grosse-Ile à Québec, Christine Chartré décrit ainsi les procédés de blanchissage, qui tenaient largement compte de l'environnement naturel de l'établissement, en 1847 : « Le lavage de la literie de l'hôpital est un travail très pénible. Ainsi, à la fin de la saison 1846, plus de 5000 pièces de linge très souillées, incluant couvertures et paillasses, doivent être nettoyées. Le linge est placé dans l'eau dans de grandes cages pendant 24 heures afin que la marée le rince. Ensuite, il est récupéré et emporté au lavoir où il est descendu dans de grandes bouilloires à l'aide d'une structure en charpente et d'une poulie. Après quelque temps, il est sorti puis étendu sur le sol pour être séché partiellement. Il est finalement lavé avec du savon[384] ». Les procédures de quarantaine imposent donc la mise en place de systèmes de lavage quasi industriels.

De nombreux lazarets profitaient même de leur position naturelle, à proximité de la mer ou d'une rivière, pour laver le linge. Cela posait toutefois des problèmes, car l'eau, chargée en sel marin ou en limons, finissait irrémédiablement par détruire les canalisations. Dans son rapport annuel pour la saison 1891, Frederick Montizambert, surintendant du lazaret de la Grosse-Ile propose par exemple : « Il faudrait placer une pompe à vent avec un réservoir à déposer entre la prise d'eau en rivière, qui est limoneuse, et la tuyauterie de plomb, qui est assez étendue ; autrement, les tuyaux dans les parties coudées, seront bientôt engorgés. Pour faciliter les lavages avec la solution désinfectante de chlorure mercurique, j'ai demandé des

[384] Chartré Christine, *Le traitement des maladies contagieuses à la station de la Grosse-Ile : 1832-1927*, Québec, Parcs Canada, 2001, pp. 75-76

réservoirs élevés[385] [...] Il y a d'autres améliorations moindres à exécuter pour compléter les aménagements du local[386] ».

La plupart des lazarets du XIX^ème^ siècle disposaient de buanderies équipées en machines à laver à vapeur, seul mécanisme permettant à cette époque une stérilisation efficace à grande échelle. En 1907, le surintendant du lazaret de la Grosse-Ile se félicite que « ...un bâtiment est érigé dans le secteur oriental de l'île, derrière l'hôpital, pour abriter une buanderie désinfectante à la vapeur. Il s'agit d'un édifice en pierre et en brique, avec un plancher de béton, contenant des cabinets d'aisance, des tubes pour le chauffage à la vapeur, une chambre de bains et une « laveuse-désinfecteuse » A. Dehaître importée de France... Cette machine permet de stériliser à la vapeur surchauffée les textiles contaminés[387] ».

Certains établissements, qui accueillaient un grand nombre de voyageurs, disposaient même de plusieurs buanderies. Le lazaret de la Grosse-Ile comprenait ainsi une buanderie principale, mais également une annexe, la « buanderie de l'est », située près de l'hôpital de la variole, ce qui permettait de laver sur place la literie souillée des patients atteints de pathologies hautement contagieuses, telles que la variole ou la rougeole[388].

L'autre problème qui se posait dans ces grands lavoirs, était le séchage de ces énormes quantités de linge. De grands terrains nus étaient nécessaires afin d'étendre les milliers de mètres carrés de linge, ce qui permettait de les sécher autant que de les aérer et les purifier. Il fallait également prévoir de construire des bâtiments de plus en plus grands pour abriter les annexes nécessaires à l'emploi de grosses machines à vapeur, comme les

---

[385] Cela augmentait la pression en amont du réservoir, ce qui permettait d'accélérer mécaniquement la vitesse d'écoulement des eaux au niveau des robinets

[386] Canada, *Rapport annuel du surintendant Frederick Montizambert*, Documents de la session, no.7, Québec, 1892

[387] Chartré Christine, *Le traitement des maladies contagieuses à la station de la Grosse-Ile : 1832-1927*, Québec, Parcs Canada, 2001, p. 144

[388] Guimont Jacques, *Étude du potentiel archéologique de la Grosse-Ile*, Québec, Environnement Canada, 1992, p.262

chaudières, les dépôts de charbon, les magasins de pièces détachées ou les logements des mécaniciens.

# Chapitre IX

# LES TRANSGRESSIONS

Nous avons eu l'occasion de le constater à plusieurs reprises dans cet ouvrage, la quarantaine n'était guère une sinécure, même pour les plus riches représentants de la « steam society ». Tant les passagers que les armateurs, sans oublier le capitaine et son équipage, se trouvaient donc durablement dans des situations telles qu'ils étaient enclins à transgresser la législation sanitaire pour écourter, voire annuler la période d'isolement forcé.

Nous avons également eu l'occasion de constater que les enjeux économiques du commerce maritime étaient le plus souvent très importants, et que des sommes d'argent très importantes dépendaient directement de la durée des quarantaines. C'est ainsi que des marchandises immobilisées trop longtemps pouvaient se déprécier, voire être totalement détruites. Par ailleurs, une livraison retardée pour cause de quarantaine pouvait annuler une transaction.

C'est ainsi que toute une série de délits, plus ou moins graves, va se développer aux alentours des lazarets, avec la complicité d'une foule de personnes, du gardien jusqu'au consul, en passant par les soldats, les capitaines, les cuisiniers,.... Nous avons été en mesure d'identifier un certain nombre de ces délits, qui revenaient systématiquement dans les rapports, récits de voyage et autres témoignages que nous avons consultés.

## La négligence

L'efficacité prouvée des quarantaines était basée sur une très stricte application des règlements sanitaires. Si la plupart des officiers de santé étaient rigoureux dans leur travail, il faut reconnaître que de nombreuses négligences ont jalonné l'histoire des quarantaines, ce qui d'ailleurs à conduit à de véritables tragédies. L'exemple le plus connu du manque de rigueur dans l'application des règlements relatifs à la quarantaine est sans aucun doute celui du *Grand Saint-Antoine*.

En 1720, le navire revient d'un chaotique voyage de Syrie, chargé d'étoffes. Lors d'une escale à Tripoli, un passager turc avait embarqué pour mourir aussitôt. Les deux matelots qui jettent son corps à la mer succombent peu de temps après. Au vu de ces évènements, le *Grand Saint Antoine* est considéré suspect. Bien que refusé à Livourne et en Sardaigne, il parvient tout de même à débarquer quelques ballots, de nuit, au Brusc.

Quand il se présente à Marseille le 25 mai à, on lui impose une quarantaine de seulement huit jours à Pomègues, au cours de laquelle un matelot meurt. Après cette courte quarantaine, l'équipage et les passagers sont admis au lazaret, mais parviennent à s'échapper et à trafiquer des marchandises d'origine orientale suspectes.

Selon une autre version des évènements, lorsque le bâtiment se présente aux autorités sanitaires de Marseille, son capitaine présente un certificat attestant de sept décès à bord, suite à une « fièvre maligne pestilentielle ». Alors que le navire aurait dû être dirigé vers l'île de Jarre pour y subir une quarantaine, les passagers sont simplement hospitalisés, et les marchandises entreposées dans les infirmeries du port. Selon cette version des faits, il semblerait que le capitaine du *Grand Saint-Antoine*, Jean-Baptiste Chataud, était de bonne foi, mais qu'il y aurait a eu négligence de la part des autorités sanitaires du port. Pourrait également être mis en cause la cupidité des marchands marseillais : le 22 juillet était le jour de la Sainte-Madeleine, journée notoire durant laquelle le pré de Beaucaire accueillait chaque année une foire, source de très grands revenus[389].

C'est ainsi qu'un mémoire anonyme daté du 4 juillet 1721, intitulé « Divers abus qui se commettent dans les Infirmeries de Marseille déclarés par des personnes qui y ont été jusques aujourd'hui employées pendant plusieurs années », souligne la grave complaisance des intendants à l'égard du capitaine Chataud et son équipage : « …au lieu d'envoyer ce capitaine, ses marchandises et son équipage à l'île de Jarre ou tout au moins les enfermer dans un des enclos des dites Infirmeries,

---

389 De la Gorce Agnès, *La peste à Marseille, Miroir de l'histoire*, mars 1960

Messieurs les Intendants et avec eux le capitaine… n'ont-ils pas eu la fatale complaisance de les laisser libres dans lesdites Infirmeries pendant plus de quinze jours et ont permis même que l'équipage s'approchât des barrières pour conférer avec leurs femmes, parents et amis, et qui pis est de se présenter à la porte rouge pour prendre de leurs mains des provisions de bouche et autres choses dans des serviettes qu'ils ont ensuite rendues à leurs femmes et parents après les avoir vidées, cela est de fait et incontestable…

…les matelots du capitaine Chataud ont fait glisser leurs linges sales entre les mains de leurs femmes pour les faire blanchir par une lingère à la rue dite de l'Echelle qui a crevé et presque tous ceux de la dite rue…[390] ». Fait troublant à plus d'un titre, c'est précisément dans la rue de l'Echelle que les premiers cas de décès de peste s'étaient manifestés le 1er juillet 1720.

On ne sait pas, aujourd'hui encore, laquelle de ces nombreuses versions est la plus plausible, mais on retient que de graves négligences auront entraîné une terrible épidémie de peste urbaine, causant entre 30 000 et 40 000 décès, soit pratiquement la moitié des 80 000 habitants de Marseille. Pis encore, la peste non maîtrisée s'étendra ensuite en Provence, où elle fera de 90 000 à 120 000 victimes, sur une population de 400 000 habitants environ. Tenu pour responsable, le capitaine du *Grand Saint-Antoine* sera finalement emprisonné au château d'If pendant plus de deux années.

La nonchalance n'est toutefois pas le lot exclusif des officiers de santé, bien qu'ils soient les premiers responsables des lazarets. Nous avons ainsi trouvé dans les archives quelques cas où même les gardes sont accusés de ne pas assurer leur fonction avec rigueur. Les Archives Départementales des Bouches-du-Rhône mentionnent par exemple un incident survenu en 1729 dans le lazaret de Marseille : « Le semainier[391]

---

[390] Pour plus de détails, voir Carrière Charles, Courdurié Marcel, Rebuffat Ferréol, *Marseille ville morte. La peste de 1720*, France, Autres temps, 2008, pp. 163-164

[391] Au moment des faits, la santé de Marseille était confiée à 14 intendants élus par le Conseil de Ville. Leur présidence était exercée à tour de rôle par « l'intendant semainier ». Ce dernier est alors le responsable sanitaire du port,

passant hier matin près du batteau qui garde les bastimens à la chaîne du port, il a trouvé que les deux hommes qui y sont postés estoient venus à terre sous prétexte d'aller dîner… laissant le poste vide[392] ». Comme il est de coutume pour de tels agissements, les deux gardes sanitaires seront condamnés à passer trois jours au cachot, au pain sec et à l'eau[393].

Pour encourager les « négligences » de la part des autorités sanitaires, voire raccourcir les périodes de quarantaine, certains voyageurs fortunés n'hésitaient point à proposer des sommes d'argent aux officiers de santé. Les capitaines des navires, d'un commun accord avec les armateurs, disposaient d'ailleurs d'un budget spécialement destiné à ce type de dépenses, une sorte de « caisse noire ».

En effet, les armateurs savaient bien que, en dépensant un peu d'argent pour accélérer les procédures de quarantaine, ils pourraient réaliser ensuite de substantielles économies sur l'ensemble de la transaction. L'épidémiologiste Antoine Flahault et l'historien de la médecine Patrick Zylberman sont en accord sur ce point : « La corruption est grande ; les capitaines graissent la patte du médecin-chef dans l'espoir de raccourcir la durée de la détention. La quarantaine ? Une tyrannie, tempérée par le bakchich. On s'explique les troubles violents engendrés par les cordons sanitaires et les détentions[394] ».

## Les défauts de déclaration

Bien souvent, le capitaine du navire ne déclare pas certains incidents survenus pendant la traversée, tels que la mort de passagers ou membres de l'équipage, ou les contacts avec d'autres navires. En effet, il sait bien que cela le rendrait suspect, et entraînerait *ipso facto* une longue quarantaine, avec tous les inconvénients que cela suppose : perte de temps, coût

---

c'est lui qui reçoit et vérifie les patentes des capitaines des navires qui arrivent au port

[392] Archives Départementales des Bouches-du-Rhône, Intendance sanitaire de Marseille, Dossier n° 200E 42

[393] Panzac Daniel, *Quarantaines et lazarets. L'Europe et la peste d'Orient*, Aix-en-Provence, Ediqsud,1986, p. 51

[394] Flahault Antoine et Zylberman Patrick, *Des épidémies et des hommes*, France, La Martinière, 2008, pp. 63-68

de l'immobilisation[395] du navire, dépréciation des marchandises périssables, tensions avec les autorités du port, avec à la clé la colère de l'armateur, et probablement l'absence de toute prime à la fin du voyage.

Les Archives Départementales des Bouches du Rhône nous fournissent, par exemple, un cas où deux versions contradictoires figurent dans la même déclaration au bureau de santé de Cadix : le 31 janvier 1728, le capitaine François Rossignol de Granville déclare : « qu'il avoit bien rencontré deux vaisseaux turcs[396] mais qu'il n'avoit eu aucune communication avec eux… le nommé Jean Guilbert capelanier du vaisseau[397]… se croyoit obligé de révéler que ledit cap[ne] Rossignol n'a pas dit la vérité puisque ces Turcs les abordèrent environ le onzième décembre lorsqu'ils étoient à soixante lieues à l'ouest du cap St Vincent, montèrent dans le bord dud. cap[ne] Rossignol, burent de l'eau de vie dans sa chambre, y restèrent environ demi-heure en nombre de dix ou douze, emporterent un baril de lad. eau de vie et un paquet de morue et donnerent de leur côté quelque peu de tabac qui fut distribué à l'équipage[398] ».

Turriano rapporte un autre cas où le comportement négligent d'un capitaine de navire avait été à l'origine de la terrible peste de Messine de 1743 : « Le 20 mars 1743, il arriva du Levant un navire à bord duquel trois hommes étaient morts durant le voyage. Mais, le capitaine ayant caché ce fait, le bâtiment fut admis à faire quarantaine dans le port.

---

395 Il arrivait souvent que les armateurs demandent des indemnités pour compenser l'immobilisation de leur navire. Ainsi, les armateurs Camin et Lamouroux, propriétaires respectifs des navires britanniques *Mathilda Wattenback* et *Brandon*, provenant des Indes et en quarantaine au port de Saint-Denis en avril 1861, réclament aux autorités portuaires une indemnité de 1.25 francs par homme et par jour, ainsi qu'une indemnité de surestarie (indemnité compensant le retard du chargement/déchargement) de 375 francs par jour. Pour plus de détails, voir les Archives Départementales de la Réunion, Dossier n° 16 K 44, Lettre adressée au gouverneur

396 Au XVIIIème siècle, le Levant et la Barbarie sont considérés comme des foyers endémiques de peste, et le moindre contact avec des Turcs suffisait à ouvrir une enquête approfondie de la part des officiers de santé

397 Pêcheur de capelans, petit poisson servant d'appât pour pêcher la morue

398 Archives Départementales des Bouches-du-Rhône, Intendance sanitaire de Marseille, Dossier n° 200E 41

Deux jours après l'arrivée du navire, le capitaine et un homme d'équipage décèdent de peste au lazaret. Les corps sont enterrés avec précautions, et le navire est strictement surveillé dans le port jusqu'à expiration de dix jours... alors on l'emmena à une distance de dix milles, et on le brûla... Cela étant effectué sans le moindre mal apparent, la population de Messine se réjouissait hautement d'avoir réussi à échapper à la contagion ; mais quarante jours après on découvrit que la peste était dans la ville.

Deux des survivants de l'équipage, examinés sur serment devant la commission de santé, firent la déposition suivante touchant la communication qu'ils avaient eue avec la terre pendant la quarantaine : Dans les premiers jours de la quarantaine, le capitaine donna à Camale Giulio Sangallo une corbeille de biscuits couverte avec une serviette, laquelle serviette tomba de la corbeille au moment où cette dernière fut remise à Camale. Il donna aussi de la même façon des biscuits et du vin aux gardes qui étaient chargés du navire[399]».

Dans les Archives Nationales de Paris, nous avons également trouvé le récit suivant, à propos du port de la Goulette, au nord de Tunis : « En avril 1784, un capitaine français conduit en rade de la Goulette 150 pèlerins musulmans venus d'Alexandrie. Dix personnes sont mortes de la peste à bord du bâtiment. Le capitaine feint de l'ignorer pour débarquer ses passagers. Un autre bâtiment français, chargé de pèlerins de la même provenance, arrive à point nommé pour empêcher cette imprudence criminelle[400] ».

Malgré cela, *al waba al kebir*, cette grande épidémie de peste apparue à Constantinople en 1778, finit par débarquer à Tunis, pour y faire des ravages jusqu'en 1785. Les ports de la Régence sont les premiers à être touchés. Le mois de juin connaîtra ensuite une certaine accalmie, puis la peste redouble, enlevant en moyenne 90 personnes chaque jour. C'est surtout autour des ports du Sahel, dans le centre est de la Régence, que

---

[399] Turriano, *Memoria storica della peste di Messine, 1745*, in *Dictionnaire de médecine ou Répertoire général des sciences médicales*, Bechet et Labe libraires de la faculté de médecine, Paris, 2ème édition, tome 24, 1834, p. 115

[400] Archives Nationales de Paris, série Affaires Etrangères, Sous-série BI, Volume 1151, Lettre du 5 avril 1784

l'épidémie fait le plus de victimes : en moyenne 300 personnes succombent chaque jour à la peste, à Sousse, Monastir, Jemmal[401].

Notons que les défaits de déclaration ne sont pas exclusivement le fait des petites gens. En effet, les voyageurs illustres sont eux aussi astreints à des quarantaines dans les ports étrangers. Toutefois, si les Princes n'échappent pas à la règle, ils s'arrangent pour la contourner, d'autant plus qu'ils en ont les moyens. C'est ainsi que, en 1799, Napoléon Bonaparte, à son retour d'Egypte, aurait dû effectuer une quarantaine à Fréjus, puisqu'il arrive d'un pays infecté. Afin d'éviter cette perte de temps, il fait d'abord une escale en Corse, ce qui lui permet de déclarer provenir d'un port sain. Du fait de son rang, les officiers de santé français ne poursuivent pas leurs investigations outre mesure.

Quelques années plus tard, El-Hadj Idriss Rami, « fils de la famille des Chorfa[402] idrissites de Fès », est dépêché par le Sultan du Maroc auprès du même Napoléon Bonaparte. Malgré son rang, l'ambassadeur est astreint à effectuer une quarantaine dans le lazaret de Marseille, dès son arrivée au port le 6 juillet 1807 : « Le commissaire général de police de Marseille annonce que le 6 de ce mois, l'ambassadeur du roi du Maroc près la cour de France est entré en rade et, le même jour, au lazaret avec toute sa suite, pour une quarantaine de 25 jours. Parmi les présents dont cet ambassadeur est chargé, on distingue quatorze chevaux de prix[403] ».

Après seulement 17 jours de quarantaine, ce qui est peu compatible avec le très haut niveau de risque sanitaire du pays de provenance, El-Hadj Idriss Rami et sa suite quittent le lazaret et font une entrée très remarquée à Marseille, avant de se rendre au château de Saint-Cloud où l'ambassadeur marocain est finalement reçu par l'Empereur, le 6 septembre.

---

[401] Valensi (L.), « Calamités démographiques en Tunisie et en Méditerranée orientale aux XVIII$^{ème}$ et XIX$^{ème}$ siècles », in *Annales. Economies, sociétés civilisations*, 24$^{ème}$ année, 1969, n°6, p. 1544

[402] Nobles

[403] Bulletin de police du 16 juillet 1807, in D'Hauterive Ernest, *La police secrète du Premier Empire. Bulletins quotidiens adressés par Fouché à l'Empereur. Tome III*, Paris, Perrin, 1922, t. III, p. 307

## Le commerce illicite

Bien souvent, des personnes non autorisées tentent de pénétrer à l'intérieur même du lazaret pour pouvoir s'y livrer à un quelconque commerce. Plutôt que de commerce loyal, il s'agit plutôt de l'exploitation de la situation difficile des voyageurs, manquant de tout, et à qui on vend des denrées à des prix exorbitants.

Cela amènera les historiens français Eve Prosper et Fuma Sudel à écrire, à propose des quarantaines dans le lazaret de la Réunion : « Et tous ces voyageurs placés en quarantaine s'endurcissaient contre les habitants de la petite ville, les traitant d'escrocs et les taxant de cruauté, alors qu'en réalité seules dix personnes, appartenant à cette classe de négociants sans scrupules qui nulle part ne fait défaut, étaient les vrais escrocs et les cruels exploiteurs du malheur des gens. Les habitants de la petite ville s'endurcissaient contre les voyageurs, et les haïssaient, parce qu'ils leur avaient apporté le choléra. Partout régnaient une suspicion et une méfiance délétères, l'égoïsme poussé jusqu'à l'inhumanité[404] ».

Par ailleurs, les lazarets sont souvent situés dans des zones riches en ressources halieutiques ou forestières, ce qui n'est pas sans attiser la convoitise des aventuriers de tous poils. C'est ainsi que le lazaret de Marseille, par exemple, attirait de nombreux pêcheurs bravant tous les dangers et s'approchant dangereusement des lieux interdits. Pour les maintenir à distance respectueuse, de nombreuses ordonnances visaient à dissuader ces *persona non grata*.

Le 4 décembre 1699 par exemple, une ordonnance signée de l'intendant de Provence Lebret édicte ce qui suit : « ...portant deffenses aux pêcheurs de tendre leurs filets auprès du lazaret et des bastiments qui sont en quarantaine a peine de deux cent livres d'amendes... ».

Le 22 août 1726, une autre ordonnance énonce : « Plusieurs bateliers de la ville de Marseille vont avec leurs bateaux aux environs des Infirmeries ou lazaret de ladite ville où ils mènent des gens de tout sexe et de tous états pour se baigner ou pour

[404] Eve Prosper et Fuma Sudel, *Les lazarets à la Réunion, entre histoires et histoire*, France, Océan éditions, 2008, p. 43

faire la pesche des coquillages... tres expresses inhibitions et deffenses... a peine de trois cent livres d'amende... comme aussi avec les bateaux desdits mariniers saisi et brûlez à la diligence des Intendants de la Santé[405] ».

Vers la fin du XVIII$^{ème}$ siècle, les pêcheurs qui s'approchent trop près des lazarets posent toujours problème : le 2 juillet 1787, « Honoré Mouraille, habitant d'Arenc âgé de 40 ans, pecheur dudit lieu saisi hier matin à six heures dans son bateau qu'il avoit conduit au sud de la pointe de St Martin d'arenc et au devant du port de l'Enclos Neuf [du lazaret] pour pecher des oursins... ne croyoit pas etre dans la partie du rivage du lazaret...[406] ».

C'est encore intentionnellement que, quelques jours plus tard, un homme se baigne trop près du lazaret : « Jean Baptiste Barthelemy de Marseille matelot de profession étant venu à la pointe de La Joliette pour se baigner que se trouvant à cet endroit plusieurs personnes du sexe, il avoit quitté ses souliers et ses bas sur cette pointe pour passer à gué en deçà de la muraille qui forme les murailles du lazaret pour s'y baigner plus décemment...[407] ».

### La violence

Le lazaret est un lieu où se retrouvaient, pêle-mêle, marins, bourgeois, commerçants, soldats, aventuriers et autres « gens de sac et de corde[408] ». Rien d'étonnant donc qu'une telle mixité donnait souvent lieu à des disputes, voire de violentes bagarres.

Dans le port déjà, avant même de se retrouver entre les murs du lazaret, les accrochages entre les marins des différents

---

405 Cités in Panzac Daniel, *Quarantaines et lazarets. L'Europe et la peste d'Orient*, Aix-en-Provence, Edisud, 1986, p. 37

406 Archives Départementales des Bouches-du-Rhône, Intendance sanitaire de Marseille, Dossier n° 200E 1012

407 Archives Départementales des Bouches-du-Rhône, Intendance sanitaire de Marseille, Dossier n° 200E 1012

408 L'expression remonte à la Rome antique, lorsque les voleurs étaient jetés dans le Tibre, dans un grand sac de cuir (*culleo*) fermé à l'aide d'une corde. La technique sera reprise par les Ottomans, puis Charles VI. Pour plus de détails, voir notre ouvrage *Mort barbare. Histoire et représentation des techniques d'exécutions abandonnées par la Civilisation* (sous presse)

navires étaient fréquents. Nous avons ainsi trouvé trace, dans les Archives Départementales des Bouches-du-Rhône, de faits à la limite de l'incident diplomatique : en septembre 1785, à Pomègue, les officiers de santé ordonnent au capitaine Constatin Cupa, vénitien commandant un navire russe, de jeter l'ancre près du bâtiment commandé par le capitaine français Masse.

Ce dernier émet alors la plainte suivante, à propos du capitaine vénitien : « Il mouilla son ancre sur mon cable majeur malgré toutes les représentations honnêtes qu'on luy fit, je voulus aussy luy représenter la raison pourquoy il venoit dans un port faire la loy et ne pas se conformer aux usages du pays. Je fus accueilli par le cap$^{ne}$ et le cap$^{ne}$ en second avec toutes les imprécations possibles, le pavillon et toute la nation françoise ne fut pas moins méprisée et si je n'avois pas été dans un port tel que celuy de Pomegue j'auroy été forcé de faire feu sur luy nous ayant dit cent fois que toute la nation étoit des traitres et des chiens…[409] ». L'affaire s'achèvera, sur intervention expresse du consul russe à Marseille, avec l'arrestation et l'enfermement du capitaine Cupa dans le lazaret.

Le lazaret est parfois décrit comme un ignoble lieu de vice. C'est le cas, par exemple, du lazaret de la Grande Chaloupe, sur l'île de la Réunion : en avril 1862, Gichot, agent comptable du lazaret, écrit : « Dans la nuit du 25 au 26 avril, je fus obligé d'aller deux fois dans une des salles des immigrants pour y rétablir l'ordre que trois femmes saoules avaient troublé en se battant. Je m'informai où elles avaient pu se procurer de la boisson. Deux me répondirent que le domestique de monsieur le capitaine du lazaret leur avait fait boire du rhum, et la troisième que c'était la femme qui vit avec le gardien qui lui en avait donné[410] ».

Les violences peuvent aussi être le fait du personnel affecté au lazaret. En effet, dans un espace confiné, des rapports de force vont immanquablement s'installer. Les pensionnaires du lazaret, en état de semi-liberté, désargentés, loin de leurs foyers,

---

[409] Archives Départementales des Bouches-du-Rhône, Intendance de Provence, Dossier n° C 4458

[410] Archives Départementales de la Réunion, Dossier n° 5M 54, Lettre adressée par l'agent comptable au Directeur de l'intérieur, 26 avril 1862

ne bénéficiant d'aucun soutien, se retrouvent alors en situation de faiblesse face aux gardes sanitaires, hommes libres, armés et finalement seuls maîtres des lieux.

C'est la situation dans laquelle se trouvaient régulièrement les coolies, ces misérables indiens venus chercher du travail sur l'île de la Réunion vers la fin du XIX$^{ème}$ siècle, et qui étaient régulièrement maltraités pendant qu'ils effectuaient leur quarantaine. L'historienne Virginie Chaillou relate les violences subies par les migrants indiens dès leur arrivée au lazaret de la Grande Chaloupe : « ... de plus, le consul d'Angleterre, chargé de vérifier les conditions dans lesquelles les immigrants ressortissants britanniques sont traités, dénonce les mauvais traitements infligés aux Indiens du *Canova* dans une lettre adressée au directeur de l'intérieur. Il rapporte que les Indiens ont été « continuellement battus et cruellement par les personnes qui les surveillent ».

Le capitaine du lazaret se défend de ces accusations en légitimant le régime de discipline interne : « Le service intérieur du lazaret, les soins de propreté, les corvées de bois, d'eau, de cuisine ne pouvaient s'effectuer sans qu'il y eût un commandement et par conséquence un commandeur, et que les paresseux, les hommes se refusant au travail se mettaient dans le cas d'être rappelés au devoir, mais non d'être battus...

Les commandeurs, choisis parmi les immigrants, les maistris, ont ordinairement un rotin dont ils se servent à l'occasion comme menace pour obtenir l'accomplissement du service (...) il n'a pas été procédé autrement à la Grande-Chaloupe[411] ». L'historienne en conclut alors que la simple évocation du rotin - un gourdin en fibres de palmier, probablement - témoigne des violences subies, ce qui l'amène à se poser la question suivante : « Ce système ne rappelle-t-il pas de manière flagrante le système employé dans les plantations pour faire travailler les esclaves ? »

---

[411] Chaillou Virginie, *De l'Inde à la Réunion. Histoire d'une transition. L'épreuve du lazaret, 1860-1882*, France, Océan Editions, 2002, p. 98

## Les abus sexuels

Il semblerait que le lazaret soit un espace masculin, puisque les voyageurs, et surtout les marins sont plus souvent des hommes que des femmes. Le personnel affecté à l'administration du lazaret est également essentiellement constitué d'hommes, les femmes étant plutôt employées dans les cantines, les laveries et d'une manière générale, dans les services domestiques.

Il arrivait toutefois que des femmes se retrouvent enfermées pour des périodes plus ou moins longues, sans être particulièrement séparées des hommes. Cela posait parfois problème. La nuit du 20 juillet 1861, un incident est rapporté dans le lazaret de la Ravine à Jaques, sur l'île de la Réunion : « Le sergent-chef du détachement d'infanterie de Marine a voulu amener chez lui une femme. Il avait pris pour ceci un sardar[412]. La femme refusant d'obéir à cet Indien, elle fut maltraitée[413] ». Harcèlement ? Tentative de viol ? Histoire d'amour ayant mal tourné ? Le rapport n'apporte pas une conclusion claire, mais nous retiendrons que la promiscuité entre hommes et femmes pouvait poser problème.

## L'évasion

On comprend aisément qu'un passager enfermé plusieurs semaines dans un lazaret, qui plus est dans des conditions difficiles, prenne la ferme décision de s'en échapper. Ce comportement est peut-être plus difficile à comprendre lorsqu'il s'agit d'un membre de l'équipage, puisqu'on peut considérer que le temps passé en quarantaine fait partie des attributs du marin, et ce jusqu'à la fin du XIX$^{ème}$ siècle. Sans oublier que, qu'il soit en quarantaine ou en pleine mer, le marin est de toutes manières payé et pris en charge par son capitaine. Ce n'est point le cas du passager, dont la quarantaine n'est finalement qu'une pure perte de temps et d'argent.

---

412 Chef de bataillon

413 Chaillou Virginie, *De l'Inde à la Réunion. Histoire d'une transition. L'épreuve du lazaret, 1860-1882*, France, Océan Editions, 2002, p. 98

Nous avons trouvé trace, dans les Archives Départementales des Bouches-du-Rhône, du cas d'un matelot qui, assigné à bord de son navire en quarantaine à Marseille, avait sauté par-dessus bord pour rejoindre la consigne. Capturé, il a alors avoué vouloir s'expliquer face aux officiers de santé, après avoir été accusé par son capitaine d'avoir déclenché une bagarre à bord[414].

Toujours à Marseille, en décembre 1752, un autre matelot, Jacques Viar, quitte la *Fortune,* en pleine quarantaine. Rattrapé par les soldats du port, il avoue avoir été déprimé de se retrouver isolé la nuit de Noël. Comme son navire venait de Gibraltar, considéré foyer de peste[415], l'intendant de Provence le sanctionne sévèrement, puisqu'il est « ... appliqué au carcan de la place publique qui est devant l'hôtel de ville de Marseille... l'espace d'une heure pendant trois jours consécutifs ayant sur la tête un écriteau portant ces mots : *Matelot qui a rompu la quarantaine*[416] ».

La hantise des officiers de santé, en cas d'évasion, était que la personne évadée soit gravement malade, du moins suffisamment pour déclencher une épidémie en ville. C'est pourquoi les sanctions sont très sévères envers les déserteurs.

## Les « forces sociales »

Nous avons eu l'occasion de le constater tout au long de ces pages, la mise en place d'une quarantaine est une opération longue et coûteuse, difficile à mettre en œuvre. La difficulté majeure réside dans le manque d'adhésion des populations. Comment faire accepter des mesures coercitives, qui vont à l'encontre des droits humains les plus élémentaires : se déplacer, visiter ses proches, travailler, rendre un dernier hommage aux défunts ?

---

[414] Archives Départementales des Bouches-du-Rhône, Intendance sanitaire de Marseille, Dossier n° 200 E37

[415] Au XVIIIème siècle, les quarantaines les plus dures s'appliquent aux navires en provenance du Levant et de Barbarie

[416] Archives Départementales des Bouches-du-Rhône, Intendance de Provence, Dossier n° C 4457

Patrice Bourdelais écrit à propos de Reims, qui avait organisé le blocus sanitaire de la ville en juin 1619, suite à l'apparition de nombreux cas de peste bubonique : « Bien que les manquements soient punis par des amendes, les infractions se succèdent : chanoines revenus de Paris et qui forcent l'entrée de la ville, enfants de notables à qui l'on permet de rentrer chez eux, marchands qui achètent, en dépit des interdictions, des ballots de laine provenant de zones infectée. Les pratiques sociales et l'intérêt commercial aboutissent au contournement de toutes les règlementations, d'autant que les amendes infligées aux bourgeois de Reims ne dépassent pas 8 livres tournois (à peine deux semaines de salaire d'un maçon) ![417] ».

L'historien italien Carlo Maria Cipolla relate, à travers l'exemple de l'épidémie de peste de 1629 qui frappe la Toscane, les difficultés que trouvent les officiers sanitaires de Prato[418] pour instaurer les mesures habituelles de quarantaine. Lorsque la peste arrive aux portes de la ville, les magistrats de santé dressent des cordons sanitaires, qui filtrent les voyageurs munis de passeports sanitaires. Malgré des mesures très strictes, la peste finit par entrer à Prato en août 1630, et il faut mettre en place un lazaret : « Les officiers sanitaires demandent alors l'autorisation au conseil de santé de Florence, dont ils dépendent, de créer un lazaret. Mais celui-ci refuse afin d'éviter la panique et la suspension des relations des autres Etats avec l'ensemble de la Toscane. Finalement, après la confirmation de l'invasion de la ville, un lieu pour établir ce lazaret est recherché.

Encore faut-il trouver un accord sur la villa à réquisitionner et surmonter la résistance des familles propriétaires qui, par deux fois, obtiennent gain de cause auprès de Florence. Le

---

417 Bourdelais Patrice, *Les épidémies terrassées. Une histoire de pays riches*, France, La Martinière, 2003, pp. 47-48 ; voir également Benoit Robert, *Vivre et mourir à Reims au Grand Siècle (1580-1720)*, Artois Presses Université, 1999, p. 67

418 Ville toscane, située à une vingtaine de kilomètres au nord de Florence. Grande place financière européenne durant la Renaissance, c'est là que, vers la fin du XIVème siècle, le banquier Francesco di Marco Datini aurait inventé la lettre de change, afin de permettre aux commerçants de voyager en toute sécurité

magistrat de santé est par conséquent loin de pouvoir appliquer concrètement les mesures qui s'imposent. Face aux familles aisées, il doit composer ; en outre, faute de moyens en hommes, il ne peut s'opposer à ce que les Pratois se rendent dans un village voisin pour les vendanges alors qu'il a été déclaré « fermé » pour cause de peste, pas plus qu'il réussit à éviter que les malades enfermés dans le lazaret ne s'échappent ! Les pouvoirs du magistrat de santé, pour étendus qu'ils paraissent, sont donc, du moins au début du XVII$^{ème}$ siècle, très limités dans les faits par le jeu des forces sociales[419] ».

Lorsque les « forces sociales » deviennent trop intenses, les quarantaines provoquent de véritables mouvements de révolte. C'est pour contenir ces réactions de masse destructrices que les bureaux de santé commencent, vers la fin du XVII$^{ème}$ siècle, à hésiter à instaurer systématiquement des quarantaines. Car les enjeux économiques sont très importants. Nous avons ainsi trouvé, dans les Archives des Bouches-du Rhône, d'étonnantes réflexions, qui avaient pour but de justifier la suspension d'une décision de quarantaine : « Le Bureau, s'étant occupé des conséquences de la quarantaine du capitaine Mathieu Millich qui a été déterminée par délibération du 29 du mois dernier, des diverses lettres qu'il a reçues le 31 dudit par le courrier d'Italie, de celles que les négociants de Marseille ont reçues par les deux courriers subséquents à sa délibération du 29 juillet, a délibéré de suspendre l'exécution des arrangements pris pour les opérations de la quarantaine du capitaine Millich, de faire part à M. le Maréchal de Castries, ministre et secrétaire d'Etat au département de la Marine et à M. de La Tour, premier président et intendant, des réflexions suivantes et d'attendre pour effectuer ladite quarantaine la décision du ministre.

Réflexions qui ont suspendu les opérations de la quarantaine du capitaine Millich : les lettres que le Bureau a reçues de la part de divers magistrats de santé d'Italie demandant des éclaircissements sur le retour du capitaine Millich qu'on y a appris, sur les accidens de peste qui ont détruit partie de son

---

[419] Cipolla Carlo Maria, *Contre un ennemi invisible. Epidémies et structures sanitaires en Italie de la Renaissance au XVII$^{ème}$ siècle*, Paris, Balland, 1992, p. 109

équipage et sur la conduite que le Bureau tiendra à son égard, ne peuvent avoir d'autre but que celui d'augmenter les quarantaines qui ont été établies dans toute l'Italie et en Espagne pour les bâtiments partis des ports de France dans la mer Méditerranée à cause des accidens de peste survenus dans le lazaret dans le mois de juin dernier.

Ces quarantaines, toujours onéreuses au commerce par leurs frais et leur longueur, deviendront encore plus préjudiciables en proportion de leur prorogation. Dans quelques ports d'Italie, on ne reçoit point les marchandises susceptibles originaires du Levant et de Barbarie quoique accompagnées de certificats de santé qui attestent leur quarantaine dûment faite dans les lazarets ; il a même été renvoyé de ces ports à Marseille des bâtiments ayant de ces marchandises…

Si ces quarantaines, ces refus de marchandises et ces renvois de bâtiments sont, comme nous ne pouvons pas en douter, l'effet des accidens de peste survenus dans le lazaret à a suite du séjour qu'y ont fait les passagers barbaresques du capitaine Millich, il est à craindre que le retour du même bâtiment à l'admission à quarantaine de ses effets susceptibles et de son équipage réduit à la moitié, en augmentant la rigueur des précautions qu'on prend en Italie et en Espagne, n'interrompent entièrement le commerce considérable qui s'y fait par Marseille et les autres pais méridionaux de la France…

Les frais de quarantaine, les longueurs, les obstacles qui aggravent et menacent le commerce des François sont des motifs et des considérations légitimes qui ne sont pas incompatibles avec le zèle du service de la santé, etc…[420] ». Victimes de leur propre succès, les quarantaines commencent ainsi à être remises en question, au moment même où la puissance des nations européennes se mesure désormais au dynamisme de son commerce maritime.

Lorsque les « forces sociales », tensions progressivement accumulées au sein de la communauté enfermée dans les

[420] *Délibération du Bureau de la santé de Marseille relative à la quarantaine du bâtiment du capitaine Millich*, 2 août 1784, Archives des Bouches-du Rhône, Dossier n° 200 E 97

lazarets deviennent trop intenses, les réactions peuvent tourner à la contestation populaire, voire à la révolte.

## Les révoltes

Nous avons eu l'occasion de le souligner *supra*, les conditions de vie dans les lazarets étaient le plus souvent déplorables. L'historienne française Sylvia Chiffoleau n'hésite pas à franchir le pas, à propos des quarantaines du *hajj* : « Sans qu'on puisse les réduire à cela, ne serait-ce qu'en raison du fait que la réclusion y est très temporaire, les quarantaines présentent certains traits des institutions totales. Trains, mise à nu, douches, ne peuvent manquer d'évoquer les camps de concentration. Le système quarantenaire est un dispositif coercitif qui agit de façon très forte et contraignante sur les corps des pèlerins qu'il trie, étrille, déshabille et enferme[421] ».

Selon les lieux, il faisait trop chaud, trop froid, trop humide. L'eau n'était disponible que quelques heures par jour. Un stress permanent habitait les voyageurs enfermés, car les gardes avaient l'ordre d'ouvrir le feu sur les fuyards. Sans oublier que la maladie pouvait frapper à tout moment les plus vulnérables. On entrait au lazaret en bonne santé, on pouvait en sortir malade, amoindri.

Par ailleurs, les lazarets symbolisaient la lutte des classes : ce sont les misérables que l'on enferme, afin de mieux les spolier, et permettre aux plus riches d'accumuler des fortunes, au détriment des prétendues masses de pestiférés et de cholériques. L'historienne Birsen Bulmus écrit ainsi à propos des lazarets misérables tenus par les Francs[422] à Istanbul, dans les années 1830 : « Concerning these infernal depositories… miscalled pest hospitals in the Levant, it is proper that I should here say a few words. Their purpose is to serve as receptacles for all the human miserable beings, who are thought fits to

[421] Chiffoleau (S.), « Les quarantaines au Moyen-Orient : vecteurs ambigus de la modernité médicale (XIXe-XXe siècles) », in *Modernity and Modernization of Medicine in the Ottoman Empire and the Near East from the 19th Century onwards*, Istanbul, Isis Press, 2004, p. 9

[422] Occidentaux établis dans l'empire ottoman

objects of excommunication, by their families or employers, for having the misfortune to be attacked with the plague.

They constitute the intermediate stage to the burying ground ; to which these unfortunate victims of barbarity, are, after being almost always despoiled of their property, and often unfairly of their lives, generally in a few days duly transferred... None who enters them, indeed, are ever expected to return[423] ».

Dans ces conditions difficiles, on comprend que les populations refusaient les mesures quarantenaires imposées par les médecins. Ces derniers faisaient d'ailleurs l'objet de toutes les rancœurs, et étaient même parfois agressés par la foule en colère. C'est ainsi que les médecins mandatés par la Sublime Porte en 1840-1841 pour contrôler les épidémies de peste en Anatolie, à Smyrne, en Bulgarie, à Isparta, sont violement agressés par les villageois, et contraints à fuir, malgré la protection des autorités militaires[424].

En février 1841, les *cheikhs* des villages de la province égyptienne de la Gharbya protestent auprès du gouverneur qui entend mettre en place des mesures de quarantaine. Le docteur Masserano, qui occupait alors le poste de médecin-inspecteur de l'intendance sanitaire d'Egypte, raconte que, malgré les pouvoirs du vice-roi et les ordres formels du gouverneur général du Garbich, il fut impossible à la commission dont il faisait partie de faire exécuter le *spurgo*[425] dans les pays de Segéen, Saft, Schapchir, Kayathi, Belchim, où la maladie avait enlevé presque la moitié des habitants.

De violentes émeutes éclatent régulièrement dans les villages de Basse-Egypte : « La commission [sanitaire], à

---

[423] Bulmus Birsen, Plague, *Quarantines and Geopolitics in the Ottoman Empire*, Edinburgh, Edinburgh University Press, p. 142

[424] Pezzoni Antoine et Marchand Macus, *De la contagionabilité de la peste fondée principalement sur les résultats obtenus par les quarantaines en Turquie*, Imprimerie du Journal de Constantinople, 1847, pp. 17-18

[425] Purge, au sens de décontamination. Opération consistant à évacuer et détruire les immondices, désinfecter les maisons infectées par des fumigations, faire laver les vêtements des familles contaminées après avoir fait brûler le linge des décédés. Le *spurgo* est parachevé par le *spoglio* (dépouillement), consistant à obliger toute la population à se baigner longuement nue, avant de revêtir des vêtements propres

Segéen, fut contrainte de se retirer devant la population soulevée, malgré la protection de la forme armée. Le docteur Kalursky dut la vie au courage d'un sergent qui, avec quelques soldats, parvint à l'arracher des mains d'une foule furieuse qui voulait le mettre en pièces. Artan, chef gardien et plusieurs soldats furent blessés ; la troupe, à qui j'avais défendu de se servir de ses armes, dut se retirer devant cette multitude de fanatiques qui voulait se jeter sur elle…

Quelques pestiférés, que la maladie n'empêchait pas de sortir et de se tenir debout parmi la foule, parurent leurs chemises en main, et, s'avançant vers les soldats, ils cherchaient à les jeter, en criant : « Fasse le ciel que la peste que j'ai se communique à toi, et que ces hardes te la donnent, puisque, toi, infidèle, tu t'opposes à ce qui est écrit, et que tu oses combattre un mal que Dieu nous envoie ![426] ».

Le fait que les mesures de quarantaine étaient imposées par des non-musulmans exaspérait les villageois égyptiens, d'autant plus que c'étaient des Egyptiens, musulmans donc, qui assistaient les étrangers dans ce qu'ils considéraient comme de basses besognes.

La troupe ne saura pas toujours garder son sang-froid face aux *fellahs* déchaînés : le docteur Masserano rapporte ainsi le cas où les soldats, dont certains sont lynchés par les villageois refusant la quarantaine, finissent par ouvrir le feu sur la foule[427]. Ces violences atteindront leur paroxysme en Basse-Egypte vers 1841, lorsque les récalcitrants aux mesures quarantenaires finissent par plier sous la puissance de feu soutenant les autorités sanitaires. Il est vrai que, au vu des moyens employés par le Sultan d'Egypte pour enfermer les populations dans leurs propres villages, les cordons sanitaires s'apparentaient à de véritables campagnes militaires.

Nous avons noté, au travers de nos recherches sur les réactions des paysans isolés de force, humiliés et vexés par les

---

[426] Masserano, *Rapport sur la peste qui a régné dans la Basse-Egypte en 1841, adressé au conseil général de santé au Caire, suivi d'observations générales sur la peste*, Le Caire, 1841, p. 511

[427] Masserano, *Rapport sur la peste qui a régné dans la Basse-Egypte en 1841, adressé au conseil général de santé au Caire, suivi d'observations générales sur la peste*, Le Caire, 1841, p. 513

mesures hygiénistes, que certaines populations semblaient quelque peu plus coopératives que d'autres. Ainsi, si les paysans arabes d'Egypte ou de Syrie étaient très réticents, au point d'oser se soulever contre l'autorité du Sultan, en revanche les Turcs, Musulmans également, semblaient mieux comprendre et accepter les mesures de quarantaine. Le docteur Bartoletti se félicite ainsi, en août 1842, de l'adhésion des paysans d'Anatolie orientale aux quarantaines qu'il mettait en place dans les villages touchés par la peste : « La population se prêtait à toutes les mesures de bon gré, avec empressement même… Les populations s'y prêtent volontiers, et les autorités nous protègent[428] ».

La plus grande coopération des Anatoliens tient peut-être au fait que les Turcs - les élites du moins - étaient plus souvent en contact avec les Européens, et étaient de ce fait plus familiers aux principes hygiénistes de la médecine occidentale. Daniel Panzac avance l'explication, tout à fait plausible, que « Contrairement aux fellahs égyptiens, les Anatoliens connaissent la peste de longue date et en subissent fréquemment les atteintes. Ils la redoutent donc bien davantage, ce qui les incite à accepter toute initiative, même gouvernementale, même conduite par des étrangers, susceptible de les en débarrasser[429] ».

Les mesures de quarantaine mises en place en Afrique subsaharienne connaissent le même refus en bloc de la part des populations. En septembre 1917, lorsqu'une épidémie de peste éclate dans la ville de Saint Louis au Sénégal, les autorités coloniales françaises réagissent immédiatement en multipliant les visites médicales dans les foyers. En décembre, la situation empire, et une ordonnance oblige les habitants à notifier chaque cas de peste aux autorités.

Le règlement prévoit également d'isoler les malades, mais également d'enfermer toutes les personnes qui auront été en contact avec eux, dans le lazaret de Pointe-aux-Chameaux, pour une période de dix jours. De plus, l'ordonnance autorise les

---

[428] De Ségur-Dupeyron M., *Mission en Orient*, Paris, Imprimerie royale, 1846, pp. 51-52

[429] Panzac Daniel, *La peste dans l'empire ottoman, 1700-1850*, Louvain, Peeters, 1985, p. 505

inspecteurs sanitaires à désinfecter, et si nécessaire détruire tous les logements contaminés. Ils sont également habilités à délivrer des patentes de santé aux navires quittant Saint Louis, et à empêcher l'importation de tout produit susceptible d'introduire la peste en ville, tels que des peaux de bête, du linge ou des chiffons.

Même les étrangers, les Syriens et les Marocains notamment, étaient soumis à une obligation de détenir un passeport sanitaire ou un certificat médical visé par les autorités sanitaires, et attestant que son propriétaire est vacciné et a effectué une quarantaine règlementaire. Sans ce précieux sésame, l'accès à la gare était interdit, et en particulier il n'était pas possible de se rendre à Dakar[430].

Les médecins coloniaux étaient même autorisés à pénétrer à l'intérieur des demeures pour identifier les individus qui seraient immédiatement mis en quarantaine. Le 10 décembre, les habitants des bidonvilles de Ndar-Toute et Guet-Ndar sont isolés par un cordon sanitaire, avec interdiction absolue pour quiconque de sortir. Une commission est alors mise en place pour identifier les maisons à détruire. Une fois de plus, ce sont les plus misérables qui sont discriminés, accusés d'entretenir et de propager l'épidémie.

La population des bidonvilles, excédée par les humiliations qu'elle qualifie d'arbitraires et non fondées, finit par réagir. L'originalité du cas des quarantaines de Saint Louis réside dans la nature de ces protestations. C'est ainsi que les femmes de Guet-Ndar décident de ne plus vendre leur poisson sur le marché, tandis que celles de Ndar-Toute manifestent dans la rue, d'une manière pacifique, si ce n'est une prise à partie des deux médecins en charge des quarantaines de Saint Louis, les docteurs Lailheurgue et Le Gallen[431]. Le docteur Lailheurgue, effrayé par ces réactions de masse, démissionne. Face à tant de résistances, le service d'hygiène finit par se résoudre à

---

[430] Journal officiel du Sénégal, *Arrêté édictant des mesures sanitaires pour la ville de Saint-Louis, pendant la durée de l'épidémie de peste*, 28 février 1918

[431] Archives Nationales du Sénégal/Sénégal/H76, Rapport de l'inspecteur de Police, Albertini, 23 décembre 1917; Archives Nationales du Sénégal /Sénégal/H76, télégramme du Gouverneur Général Angoulvant au Gouverneur, 16 mars 1918

abandonner les mesures de quarantaines dans les deux quartiers[432].

Malgré cela, les habitants de Saint Louis finiront par céder à la violence lorsque les considérations d'hygiène et de santé publiques les empêcheront d'accomplir leurs rituels funéraires. C'est ainsi que, dans le quartier nord de Saint Louis, deux gendarmes, Bouville et Perennsez, sont battus par les riverains alors qu'ils essayaient de récupérer le corps du dénommé Boua, interprète au tribunal, qui avait succombé la veille à la peste. Ce n'est pas la première fois dans l'histoire que les peuples se rebellent lorsqu'il s'agit de leurs morts.

Un autre incident grave aura lieu le 22 janvier 1918, lorsque Coumba Diaw, une femme du quartier de Guet-Ndar, succombe à la peste. Le docteur Damian, chef du service de santé, dépêche l'inspecteur Mailleraud et deux médecins municipaux sur place afin qu'ils mettent en quarantaine les proches qui ont lavé le corps de la défunte, comme le veut la tradition musulmane[433]. Une foule compacte accueille les médecins. Un notable du quartier, Faly Sene, leur crie : « Tous refusent de se laisser évacuer et personne ne bougera ![434] ». La tension monte, et les médecins doivent fuir.

Par ailleurs, ces incidents relancent une fois de plus le problème de la différenciation des races, problème maintes fois soulevé par les intellectuels coloniaux, et que nous avions eu l'occasion d'étudier dans un tout autre contexte[435]. C'est ainsi que le discours colonial fustige plus particulièrement les Wolof[436], considérés comme des sauvages ignorants et inconscients des bienfaits des quarantaines sur leur propre

---

432 Ngalamulume (K.), « Plague and Violence in Saint-Louis-du-Sénégal, 1917-1920 », in *Cahiers d'études africaines*, 2006/3 n° 183, pp. 543-545

433 Le lavage rituel du corps est une occasion de transmission du bacille de la peste, car *Xenopsylla cheopis* en profite pour quitter le corps du défunt et piquer les personnes qui s'approchent, les infectant à leur tour

434 Archives Nationales du Sénégal/H49, Mr. le Chef de santé au Lieutenant-Gouverneur du Sénégal, 24 janvier 1918, n°. 31ss

435 Voir le chapitre « Les révoltes », dans notre ouvrage *Gorée, porte sans retour. La mortalité des captifs à bord des navires négriers*, Paris, L'Harmattan, 2014

436 Principale ethnie du Sénégal actuel

santé, et qui font de la résistance, tandis que les Bambaras[437], conscients et éduqués, acceptent d'être enfermés dans le lazaret de Pointe-aux-Chameaux, car ils savent que cela leur sauvera la vie, mais protègera également leurs familles, leurs voisins, leur patrie,... Pourtant, un rapport de police daté du 2 mars 1918 indique de nombreux cas d'incidents violents, au cours desquels quelques villageois Bambara ont refusé d'intégrer le lazaret[438].

La situation va d'ailleurs rapidement se détériorer, car les habitants du quartier de Guet-Ndar continueront à refuser d'être mis en quarantaine, malgré l'explosion des cas de peste. Le 14 août 1918, le Gouverneur Général de l'AEF (Afrique Équatoriale Française), Gabriel-Louis Angoulvant, lance une vaste opération militaire pour prendre le contrôle du quartier. Après quelques jours de résistance, les habitants finissent par se rendre. Le 18 août 1918, ils sont conduits par petits groupes, escortés par des Spahis[439] au lazaret de Pointe-aux-Chameaux et dans un camp sanitaire installé à Langue de Barbarie.

Ils y accomplissent une quarantaine de dix jours avant de rentrer chez eux. Chez eux ? Se pose alors le problème de la réinstallation des habitants de retour de quarantaine, car entretemps l'armée française a purifié le quartier en incendiant, sans distinction, toutes les maisons du quartier.

[437] Aujourd'hui minoritaires au Sénégal

[438] Archives Nationales du Sénégal/Sénégal/H76, Rapport de police, 1-2 mars 1918

[439] Unités de cavalerie appartenant à l'Armée d'Afrique, et qui dépendait de l'armée de terre française

# Quatrième Partie

# LES XIX$^{ème}$- XXI$^{ème}$ SIECLES

La grande innovation du XIXème siècle est la mise en circulation progressive, sur toutes les mers du globe, du bateau à vapeur[440]. C'est une grande avancée pour l'humanité : les distances sont raccourcies, et la navigation, à défaut de s'en affranchir, est désormais moins dépendante des conditions climatiques. Les premiers bâtiments mus par la vapeur du milieu du XIXème siècle filent ainsi plus de 13 nœuds, atteignant même des moyennes de 16 nœuds, alors même que les voiliers les plus rapides avaient du mal à maintenir des vitesses moyennes de 5 à 6 nœuds.

Par ailleurs, alors que le voilier est par nature soumis aux caprices du vent, le bateau à vapeur peut maintient sa vitesse quelles que soient les conditions climatiques, sauf en cas de tempête. C'est un véritable changement d'échelles qui s'opère : plus de passagers sont transportés en même temps, plus vite, plus loin.

Et de fait, les navires à vapeur tiennent une place croissante dans le trafic portuaire. A Marseille en 1839, ils représentent 4% du tonnage armé et 10.7% de celui des arrivées. En 1850, ces proportions doublent, devenant respectivement 7% et 23%. En même temps, le bateau à vapeur, d'abord propulsé par des roues à aube puis par des hélices, va accélérer le processus épidémiologique, ouvrant au vibrion cholérique la voie maritime.

En effet, les vitesses de croisière élevées de la nouvelle génération de bateaux leur permettent d'effectuer de très longues traversées durant des périodes suffisamment courtes pour que les voyageurs et membres d'équipage cholériques survivent et aient le temps d'être débarqués au prochain port d'escale, augmentant ainsi les risques de dissémination du vibrion : le temps passé à bord ne suffit plus pour faire le tri entre les sains, les malades et les suspects.

---

[440] Le premier navire à vapeur, le *Palmipède*, conçu par l'architecte français, le marquis Claude François Dorothée de Jouffroy d'Abban, avait navigué avec succès sur le Doubs en 1776. Il faudra toutefois attendre le 16 mars 1816 pour que l'*Élise* traverse la Manche, et mai 1819 pour que le *Savannaha* effectue avec succès la première traversée de l'Atlantique

Un grave problème va alors se poser : d'une part, passagers et marchandises arrivent plus vite des contrées infectées, ce qui nécessite un renforcement des quarantaines, d'autant plus que même les premiers symptômes de la maladie n'ont plus le temps de se déclarer à bord. D'autre part, le gain de temps obtenu grâce à la technologie ne saurait être annulé par des procédures administratives d'un autre temps. Les armateurs, riches et puissants, vont ainsi accroitre leur pression sur les autorités sanitaires, car ils ne sont pas disposés à perdre leur avancée technologique : avec un bateau à vapeur, la traversée Alexandrie-Marseille n'est plus que de 6 jours, contre 15 à 30 jours pour un voilier. Il devient alors absurde de perdre 20 jours en quarantaine dans un lazaret.

Vers le milieu du XIX$^{ème}$ siècle, tous ces facteurs vont agir en synergie pour faire tomber en désuétude le principe de la quarantaine. La vapeur aurait-elle sonné le glas des lazarets ?

# Chapitre X

# LA FIN DES LAZARETS ?

La fin annoncée des lazarets commence avec le décret du 24 décembre 1850, qui supprime le Bureau de Santé de Marseille, rendant du coup inutiles les Nouvelles Infirmeries et le Grand Lazaret d'Arenc. Seul subsiste l'Hôpital Caroline dans l'ancien dispositif sanitaire de Marseille.

Par ailleurs, en 1883, le médecin allemand Heinrich Hermann Robert Koch publie ses travaux sur le choléra. Il isole le bacille de la maladie, ce qui rend possible son identification au travers d'un simple examen bactériologique, dans l'organisme humain. Il est désormais possible de conduire rapidement des tests sur les voyageurs, au lieu de les détenir en quarantaine pendant des jours. Les règlementations sanitaires internationales vont ainsi progressivement changer au détriment de la quarantaine.

## De nouveaux règlements

Concrètement, les procédures de quarantaines dans les lazarets commencent à subir de profondes modifications. Si le système des patentes reste en vigueur, on constate la disparition progressive de ce statut intermédiaire, la patente suspecte, qui faisait souvent l'objet de débats houleux au sein même des autorités sanitaires portuaires.

La patente suspecte, qui reflète de fortes présomptions de contamination du port de départ, n'existe plus. Le monde change, tout va plus vite, au diable les demi-mesures : la patente est soit nette, soit brute. Les durées des quarantaines sont réduites, mais varient selon les ports, les situations et le type de maladies décelées à bord. Dans les ports français, autrichiens ou italiens, trois à sept jours de quarantaine suffisent si aucun cas suspect n'est constaté à bord du navire, mais elle peut durer quinze jours si un cas de peste est signalé, avec un maximum de trente jours dans certains ports, autrichiens et russes notamment[441].

Avec ces nouvelles règlementations sanitaires, le lazaret devient moins utile, on y a recours uniquement dans les situations exceptionnelles. Il ne faut toutefois pas croire que les lazarets ne servent plus, en ce début de XX$^{ème}$ siècle : en 1901 par exemple, le *Laos* arrive à Marseille en provenance d'Indochine, avec à son bord quinze pestiférés. Passagers et membres d'équipage sont aussitôt débarqués au lazaret du Frioul pour y subir une quarantaine.

Les paquebots les plus luxueux n'échappent pas à la règle : en septembre 1901, le *Sénégal* quitte Marseille avec à son bord 175 passagers, dans le cadre de la treizième croisière de la Revue Générale des Sciences. A peine parti, à hauteur d'Ajaccio, un cas de peste est signalé à bord. C'est la panique à bord, le bâtiment doit revenir précipitamment au lazaret du Frioul, où les passagers sont débarqués pour subir une semaine de quarantaine, qui sera d'ailleurs très médiatisée et critiquée. La croisière est annulée, malgré la présence à bord de nombreux scientifiques et hommes politiques très connus, dont Raymond Poincaré, futur président de la République.

Retenons toutefois un fait nouveau : les quarantaines sont désormais l'occasion de soigner les malades. Il ne s'agit plus seulement d'isoler, d'observer, de purifier, mais bien de prendre en charge les passagers et les membres de l'équipage. Soigner devient un attribut du lazaret.

A partir de 1903, date à laquelle se tient la 11$^{ème}$ Conférence sanitaire internationale à Paris, « …les quarantaines sont détrônées par les pratiques de désinfection et de surveillance des navires et des passagers. Détrônées mais pas éliminées[442] ». Commencent donc à se dessiner les principes des néo-quarantaines, sur lesquels nous reviendrons *infra*. Entretemps, certains lazarets commencent à changer de nature, devenant des centres d'accueil de migrants. Ce fut le cas du très médiatisé de Ellis Island, à l'entrée de New York.

---

441 Pour plus de détails voir Panzac Daniel, *Quarantaines et lazarets. L'Europe et la peste d'Orient*, Edisud, Aix-en-Provence, 1986, pp. 119-120

442 Flahault Antoine et Zylberman Patrick, *Des épidémies et des hommes*, France, La Martinière, 2008, p. 68

## Ellis Island

Entre 1855 et 1892, la grande majorité des immigrants aux Etats Unis débarquent à Castle Garden pour une vérification de leur identité et de leur état sanitaire. Devant l'explosion de l'immigration - certains jours, plus de 5000 immigrants défilent devant les médecins de la santé publique américains - les autorités doivent déménager le centre d'accueil des migrants dans un espace plus grand. Entre 1892 et 1954, plus de douze millions d'immigrants, la plupart en provenance d'Europe, débarquent aux Etats-Unis, avec une première escale à Ellis Island[443], petite île du port de New York.

Ancien dépôt de munitions de la marine américaine, Ellis Island devient, à compter du 1er janvier 1892, un centre d'immigration destiné à accueillir les immigrants et à effectuer les visites médicales. En réalité, seuls les passagers de troisième classe - les plus nombreux - transitent par l'île. Les passagers des première et seconde classes sont superficiellement contrôlés à bord du navire, et à moins d'être gravement malades, débarquent directement sur les quais de Manhattan.

En revanche, les passagers de troisième classe sont débarqués à Ellis Island où ils subissent une double inspection médicale et judiciaire, qui peut durer jusqu'à cinq heures. Encore une fois, c'est le voyageur misérable, pouilleux et porteur de maladies, qui fera les frais des contrôles sanitaires. Lorsque le passager se présente devant le médecin, il porte au cou une étiquette indiquant le nom du bateau qui l'a amené. En effet, si le candidat à l'immigration est refoulé, la compagnie maritime est responsable de son rapatriement[444].

Un premier examen sommaire permet aux médecins américains de déceler les infirmités et les maladies graves les plus visibles, qui entraînent *ipso facto* l'interdiction d'entrée sur le territoire. Les critères sont sévères, et le traitement à la limite de l'humain. Les immigrants sont marqués à la craie par une lettre précisant la nature de l'infirmité : F (Face) pour une

---

443 Du nom de son premier propriétaire au début du XVIIIème siècle

444 Cette règle est encore appliquée de nos jours, dans un autre contexte : les compagnies aériennes sont responsables de rapatrier à leurs frais les passagers n'ayant pas un visa en règle, et refoulés par les autorités de l'aéroport

affection du visage, E (Eyes) pour une affection des yeux, H (Heart) pour un problème cardiaque, L (Lameness) pour une claudication, N (Neck) pour le goitre, S (Senility) pour un âge trop avancé, et X pour une maladie mentale.

En vertu de l'*Immigration act* de 1891, les fous, les idiots, les criminels, les pauvres, les personnes atteintes de maladies contagieuses, d'une manière générale tout étranger susceptible de devenir une charge pour la société est systématiquement refoulé. Le médecin peut alors, soit diriger l'immigrant vers la *Registry room* (salle d'enregistrement) où il sera longuement interrogé par un inspecteur assisté d'un interprète, soit le refouler vers son bateau si il présente une maladie grave, comme la lèpre, la tuberculose ou le trachome[445].

## Les lazarets terrestres

Si les lazarets maritimes disparaissent progressivement, en revanche les centres de quarantaine terrestres font toutefois encore partie du paysage sanitaire jusqu'au début du XX$^{ème}$ siècle. La conférence sanitaire de Varsovie s'accroche aux principes des centres de quarantaine en Russie : « En mars 1922 est réunie à Varsovie une conférence sanitaire qui propose la mise en place d'une « zone sanitaire » à cheval sur la frontière russo-polonaise – un élément du cordon antibolchévique mis en œuvre par l'Occident. Zone de surveillance, elle sera composée d'un système permanent d'instituts d'hygiène, de laboratoires bactériologiques, de stations de quarantaines et d'hôpitaux d'isolements s'étendant sur une bande de 150 kilomètres de large de part et d'autre de la frontière. Au point de vue administratif, elle est placée sous la juridiction mixte des puissances limitrophes agissant sous supervision internationale[446] ».

Au début du XX$^{ème}$ siècle, les centres de quarantaine terrestres existent encore largement dans les empires coloniaux,

---

[445] Environ 2% des candidats à l'immigration furent refoulés à Ellis Island entre 1892 et 1910. Malgré ce faible taux, l'île portera le surnom de *Island of Tears* (l'île des pleurs) ou *Heartbreak Island* (l'île des cœurs brisés)

[446] Flahault Antoine et Zylberman Patrick, *Des épidémies et des hommes*, France, La Martinière, 2008, p. 68

parallèlement à l'introduction de la médecine pastorienne dans les colonies. Le cas du Maroc est emblématique, à plus d'un titre, de cette nouvelle forme de despotisme colonial sanitaire.

## Le typhus au Maroc

Depuis que Charles Nicolle démontre à Tunis, en 1909, le rôle exclusif du pou du corps dans la transmission du typhus exanthématique[447], le lien est définitivement établi entre la saleté et la maladie, et le bédouin pouilleux devient la cible privilégiée de toutes les autorités sanitaires coloniales en Afrique du Nord[448].

C'est ainsi que le début du XX$^{ème}$ siècle connaîtra une véritable chasse aux sorcières de l'Arabe en guenilles, tout comme ce fut le cas au moyen âge pour le vagabond et le mendiant. Les temps ont changé, mais le principe reste le même : pour protéger les populations urbaines, on enferme les « classes dangereuses »[449] dans des camps sanitaires installés à l'entrée des villes. Véritables lazarets coloniaux, ces camps fonctionnent à peu près comme les stations de quarantaine maritimes qui accueillaient autrefois les voyageurs débarquant dans les ports méditerranéens.

A partir de 1920, une grave épidémie de typhus exanthématique se déclare au Maroc. Immédiatement, les autorités coloniales françaises mettent en place un « plan défensif » visant à mettre en quarantaine les milliers de bédouins qui affluent en masse vers les grandes villes, la plupart étant des jeunes adultes chassés par la misère des campagnes.

---

[447] Nicolle Charles, Compte Charles et Conseil Ernest, *Transmission expérimentale du typhus exanthématique par le pou du corps, Compte-rendu*, France, Académie des Sciences, 1909, II, p. 486-489

[448] Il semblerait que cette démonstration du rôle du pou du corps dans la transmission du typhus remonte en réalité à des travaux antérieurs, en particulier ceux de Henry Foley et Edmond Sergent en 1908 ; pour plus de détail sur ce débat, voir Doury Paul, *Henry Foley et la découverte du rôle du pou dans la transmission de la fièvre récurrente et du typhus exanthématique*, in Histoire des Sciences Médicales, Tome XXX, n° 3, 1999

[449] Que le lecteur me pardonne cet anachronisme, l'expression n'étant née qu'en 1958, de la plume de Louis Chevallier

En vertu du plan, à l'entrée de chaque grande ville marocaine, d'immenses camps sanitaires sont installés, comportant deux types d'installations : d'abord, un équipement sanitaire destiné à désinfecter, désinsectiser, épouiller les misérables campagnards qui demandent à entrer en ville. A côté de ces équipements modernes, sont dressés des baraquements destinés à loger - détenir serait un mot plus adéquat - les malheureux. Car, on l'a bien compris, la désinfection s'installe dans la durée, et ce n'est qu'au bout de plusieurs jours, voire des semaines de traitement que le gueux, enfin débarrassé de ses poux par la médecine française, obtient finalement son précieux sésame pour accéder à la ville. Le plus souvent, les logements en question sont de simples campements, des tentes rapiécées, dénuées de toute commodité.

L'historien français Daniel Rivet précise à propos de ces camps sanitaires : « Parce que cette institution campe aux marges de la loi, elle est dotée durant toute l'époque d'une terminologie fluctuante exprimant bien la nécessité, progressivement, d'euphémiser la dure réalité de l'enfermement forcé et du traitement contraignant dont sont l'objet les pauvres hères[450] ».

Il est vrai que nous avons trouvé une multitude de dénominations, plus ou moins officielles, pour désigner ces camps marocains : « asiles[451] », « lazarets[452] », « camps de ségrégation », « caravansérails[453] », « camps de déportation[454] »,

---

[450] Rivet (D.), « Hygiénisme colonial et médicalisation de la société marocaine au temps du protectorat français (1912-1956) », in Longuenesse Elisabeth, *Santé, médecine et société dans le monde arabe*, Paris, L'Harmattan, 1995, p. 116

[451] Note du Service de la Santé et de l'Assistance Publique, Bureau d'Ordre du protectorat, 13 février 1914, p. 102

[452] Note du médecin aide-major Vandoeuvre, Bureau d'ordre du 3 avril 1914, pp. 211-213

[453] Lettre du Général Henri Joseph Eugène Gouraud au chef des services municipaux de Rabat, 1917, Archives de Rabat, Fonds contrôles municipaux

[454] Procès-Verbal de la séance du Conseil supérieur de santé et de l'hygiène, 13 avril 1921

« stations sanitaires[455] », « centres d'hébergement[456] », « centre d'arrêt et de triage[457] » !

Ces centres aux noms multiples car innommables, étaient très nombreux dans le Maroc colonial, ce qui prouvait d'ailleurs l'importance de l'exode rural. Le plus grand de ces camps sanitaires était certainement celui de Ain Chok à Casablanca. Son principal objectif était de nettoyer les bédouins pouilleux, leur rendre un aspect humain, avant de les laisser entrer dans la ville européenne et y tenter leur chance, qui en quête de travail honnête, qui à la recherche d'une opportunité d'améliorer son quotidien.

Toutefois, nul n'ignorait que, derrière le centre d'hébergement sanitaire, se profilait le centre de détention. Daniel Rivet le précise d'ailleurs, « Initialement, le service de santé a propension à restituer aux chantiers locaux les éléments retapés dans les premiers lazarets : une tactique, croit-on, pour décourager les misérables de chercher du secours en ville[458] ».

## Le choléra au Maroc

Après le typhus, c'est le choléra, autre maladie frappant régulièrement le Maroc au milieu du XX^ème^ siècle, qui justifiera l'usage massif des camps sanitaires. De fait, et une fois de plus, les classes les plus pauvres des bédouins sont stigmatisées, considérées dangereuses, car suspectées de propager le choléra au travers de leur vermine[459]. Par mesure de précaution, les autorités coloniales françaises organisaient régulièrement de grandes rafles sanitaires dans les grandes villes. Cela permettait

[455] Note du Service de la Santé et de l'Assistance Publique, Bureau d'Ordre du protectorat, 13 février 1914, p. 102

[456] Bureau Municipal d'Hygiène, Rapport sanitaire de mars 1945, Archives Nationales, région de Rabat, Volume 264

[457] Lettre du chef du cercle de Missour au général commandant le territoire de Taza, 2 février 1938, Archives Nationales, Direction de l'intérieur, Volume 615

[458] Rivet (D.), « Hygiénisme colonial et médicalisation de la société marocaine au temps du protectorat français (1912-1956) », in Longuenesse Elisabeth, *Santé, médecine et société dans le monde arabe*, Paris, L'Harmattan, 1995, p. 118

[459] Cela était loin d'être totalement faux

de trier à nouveau, parmi les Marocains sans attaches urbaines, ceux qui mériteraient de s'installer durablement dans les centres urbains ; les autres sont impitoyablement refoulés dans leurs misérables *douars*.

A titre d'exemple, entre octobre 1945 et avril 1946, en pleine famine, 24 626 marocains sont raflés dans la région de Casablanca, tandis que 19 775 sont refoulés dans les campagnes, parfois par tribus entières[460]. Le choix de la capitale marocaine n'était guère fortuit, l'enjeu majeur étant la protection des colons français, très fortement présents à Casablanca.

Lutte sanitaire, lutte des classes, lutte raciale ? Face au péril fécal[461], l'Arabe misérable est systématiquement arrêté, contrôlé, testé, déshabillé, désinfecté, épouillé, rasé. Comme on le faisait autrefois dans les lazarets, pour les voyageurs provenant du Levant, les bédouins, même s'ils sont apparemment en bonne santé, sont impitoyablement parqués dans des « centres d'arrêt et de triage », sortes de camps de désinfection du cholérique de fait ou sur simple présomption.

L'objet affiché de ces camps sanitaire était, certes d'éliminer le bacille du choléra en désinfectant et en soignant les indigènes sales, couverts de vermine et potentiellement cholériques. Mais en réalité, l'ambition des autorités coloniales allait bien au-delà de simples considérations sanitaires. Il s'agissait avant tout de décourager, voire stopper l'exode rural, et de confiner la population misérable et désœuvrée dans ses campagnes d'origine. Le but inavoué des sinistres camps sanitaires était de préserver la santé, mais également la tranquillité des habitants européens des villes.

En aucun cas, les colons ne devaient être touchés par le choléra, maladie du miséreux. Les autorités coloniales n'hésitaient pas, au nom de la solidarité sociale, à faire appel aux associations musulmanes locales pour financer les soins ambulatoires, et surtout le logement-isolement des marginaux capturés sur les routes. Dans les archives coloniales marocaines,

---

460 Rapport mensuel sur la situation sanitaire de la région de Casablanca, avril 1946, in Archives Nationales du Maroc, règ. de R, volume 264

461 Nom donné au choléra, du fait du cycle matières fécales-bouche qui caractérise son cycle épidémique

l'expression « assistance de déchet social » aurait même été employée par des fonctionnaires français[462].

Concrètement, lorsqu'une région du Maroc était touchée par une épidémie de choléra, la police et les gendarmes contrôlaient strictement les déplacements des populations locales. Tout indigène devait produire un laissez-passer sanitaire, ou à défaut un certificat de non-contagiosité pour pouvoir entrer dans une ville. Les campagnes n'échappaient guère à ces contrôles, puisque dès qu'un *douar* est déclaré cholérique, sa population est isolée, le village entier devenant *ipso facto* un lazaret.

Les mesures hygiénistes d'isolement se pratiquent même au-delà du décès du cholérique, puisque les cadavres suspects sont systématiquement isolés et désinfectés. Telles mesures remettent en question le caractère privé des rituels funéraires musulmans[463]. Elle retarde également l'inhumation, que les Marocains musulmans pratiquent traditionnellement très rapidement[464].

Comme c'était le cas en Afrique de l'Ouest Française (AOF) avec les mesures quarantenaires contre la peste, ces mesures sanitaires nourrissaient la haine du colonisateur, de l'Occidental, du Chrétien, ce qui suscitait régulièrement chez les Marocains de vives réactions. Face à cette montée en puissance d'un hygiénisme disciplinaire, caractéristique des empires coloniaux du début du XX$^{ème}$ siècle, les bédouins finissent par réagir et défient la brutalité du médecin-gendarme.

On ne déclare plus les cas de décès par choléra aux autorités sanitaires. Même les fidèles *muqaddim*[465] « oublient » de rapporter les circonstances suspectes de certains décès. Les inhumations clandestines des cholériques s'organisent. Les Marocains sont d'autant plus réticents à se plier aux règlements

---

462 Dr. Maran, *Procès verbal de la réunion du Conseil supérieur de santé et d'hygiène publique du 20 juin 1921*, in Archives Nationales, rég. de R., volume 254

463 Sylvia (C.), « L'utopie hygiéniste dans l'Egypte libérale (1920-1950) », in Bourdelais Patrice, *Les hygiénistes, enjeux, modèles et pratiques*, Paris, Belin, 2001, p. 409

464 L'inhumation d'un Musulman doit avoir lieu dans les 24 heures suivant le décès : avant le coucher du soleil si le décès a eu lieu le matin, le lendemain matin s'il est survenu le soir

465 Chefs de quartier, équivalents des *mouharrik* du protectorat tunisien

anti-cholériques humiliants, que les Européens en sont exemptés. Tout ce qui touche à la mort étant considéré tabou dans la religion musulmane, les camps sanitaires symbolisent l'ingérence des *roumis*[466] dans les rites les plus intimes des Marocains.

Par ailleurs, le lieu du décès revêtant une importance symbolique en Islam, les bédouins n'acceptent pas de se laisser mourir dans un espace aussi désacralisé que le camp sanitaire ou l'hôpital. Le *post-mortem* constitue alors un objet additionnel de rébellion, les proches des victimes refusant « l'alchimie post-mortem européenne », cet ensemble de procédures considérées contre nature, tels que les autopsies, les prélèvements de tissus ou l'incinération.

A l'entrée des grandes villes, des réseaux de passeurs marocains s'organisent alors progressivement pour contourner les barrières sanitaires mises en place, et éviter aux voyageurs de se retrouver enfermés dans les camps sanitaires. Finalement, les conditions précaires dans lesquelles les barrages sont forcés ne feront qu'aggraver le risque épidémiologique et accélérer la diffusion de la maladie à l'intérieur même des zones urbaines.

La quarantaine étant une mesure de santé publique, elle est le plus souvent destinée à contrôler des populations constituées de nombreux individus, par exemple les passagers d'un bateau, ou l'ensemble des voyageurs provenant du Levant. Il arrive toutefois que la quarantaine concerne une seule personne, et prenne véritablement la forme d'une incarcération individuelle.

## La quarantaine-incarcération

La quarantaine individuelle a souvent été pointée du doigt, considérée comme une forme à peine masquée de privation de liberté. Le cas étonnant de Mary Mallon, plus connue sous le nom de « Typhoid Mary », reste emblématique. Au début du XX$^{ème}$ siècle, cette jeune américaine avait été identifiée comme la première personne porteuse saine de la fièvre typhoïde dans l'histoire de la médecine.

---

[466] Nom donné par les Musulmans aux Chrétiens, et par extension aux Européens

En exerçant son métier de cuisinière, elle avait involontairement causé l'infection de 51 personnes, dont trois sont décédées de la typhoïde. Etant elle-même saine, elle a toujours refusé cette évidence d'avoir contaminé d'autres personnes, et par conséquence elle n'a jamais accepté de cesser son travail de cuisinière. Harcelée par la police sanitaire, et malgré l'opinion publique qui lui était favorable, elle est finalement arrêtée en 1906 et mise en quarantaine durant trois longues années à North Brother Island[467]. A sa libération contre le serment de changer de profession, elle reprend son métier de cuisinière et provoque de nouvelles contaminations. Arrêtée à nouveau en 1915, elle est remise en quarantaine jusqu'à sa mort en 1938[468].

Cette forme de quarantaine-incarcération n'est pas sans rappeler l'exclusion et l'enfermement des lépreux dans les ladreries du Moyen âge. Autres temps, mêmes réactions : la société, fut-elle ouverte et respectueuse des Droits de l'Homme, reste impitoyable face à ses propres membres, dès lors qu'ils représentent un risque sanitaire plus ou moins grave.

Le cas de Mary Mallon soulève la question de l'individu innocent qui, à son insu, propage un mal et se retrouve pourchassé, enfermé pour un crime que, finalement, il n'a pas commis. Pouvait-on raisonnablement enfermer une citoyenne qui n'a violé aucune loi ? Cela amènera l'immunologue Norbert Gualde à se poser la question suivante : « Mary Mallon n'est pas la seule porteuse saine de typhoïde en son temps ; elle n'est pas non plus la seule à désobéir ; pourquoi a-t-elle payé si cher un état dont elle n'est pas responsable ? Parce qu'elle est sans famille ? Parce qu'elle est pauvre ? Parce qu'elle est une

---

[467] Ile de l'East River, située entre le Bronx et Riker's Island, à New York, sur laquelle était érigé un hôpital-centre de quarantaine

[468] Mary décède d'une pneumonie à l'âge de 69 ans. Pour plus de détails, voir Bourdain Anthony, *Typhoid Mary: An Urban Historical*, New York, Bloomsbury, 2001 ; pour les aspects éthiques, voir Finkbeiner (A.), « Quite contrary: was "Typhoid Mary" Mallon a symbol of the threats to individual liberty or a necessary sacrifice to public health? », in *The Sciences*, volume 36, 1996, n° 5, pp. 38-43

femme ?[469] ». Aujourd'hui, ces questions restent encore sans réponse.

---

[469] Gualde Norbert, *Comprendre les épidémies : la coévolution des microbes et des hommes*, Paris, Les Empêcheurs de Penser en rond, 2006, p. 262

# Chapitre XI

# LES QUARANTAINES MODERNES

Vers le milieu du XIX$^{ème}$ siècle déjà, le système des quarantaines commençait à s'essouffler. Les Britanniques, suivis par les Allemands puis les Suédois, introduisent le système des néo-quarantaines, supposé être plus souple, plus efficace et surtout moins coûteux. Le nouveau système, initié par les médecins britanniques, prendra le nom de « English system ».

## Les néo-quarantaines

L'« English system », consacré par le *Sanitary act* de 1866, part ainsi du principe qu'il faut commencer par séparer les malades des bien-portants. Dans un deuxième temps, il faut maintenir les personnes malades - et non pas seulement suspectées de l'être - à leur domicile, ou alors les conduire dans des *fever hospitals*, où ils feront l'objet d'une observation. C'est là que les autorités sanitaires auront le libre loisir de contrôler l'évolution des épidémies, au travers de la déclaration systématique des cas morbides.

Ce n'est toutefois que vers la fin du XIX$^{ème}$ siècle que les médecins français découvrent avec enthousiasme ces formes assouplies de quarantaine, comme en témoigne le *Manuel d'hygiène coloniale*, qui se voulait être alors un *Guide de l'Européen dans les pays chauds* : « La révolution qu'ont apportée dans la pathogénie les découvertes pastoriennes devait avoir pour conséquence et pour sanction une modification radicale des vieux procédés quarantenaires. Les mesures inquisitoires et de séquestration tendent partout à être remplacées par des mesures d'inspection médicale et de désinfection[470] ».

---

[470] Navarre Just P., *Manuel d'hygiène coloniale. Guide de l'Européen dans les pays chauds*, Paris, Octave Doin, 1895, p. 586

En 1893, le médecin français J. Arnould, alors professeur d'hygiène à la Faculté de médecine de Lille, émet un avis fort favorable à propos du nouveau système de quarantaine initié par ses confrères britanniques : « A l'approche du choléra, il n'y a pas lieu de revenir aux quarantaines de terre, aujourd'hui abandonnées de tous. L'Angleterre ne pratique pas davantage les quarantaines de mer ; cependant, quand il est possible d'arrêter au passage un nombre sérieux de malades qui pourraient ensuite faire naître plusieurs foyers, on doit y recourir.

Le système des quarantaines repose sur la visite du navire au départ, sur la durée moyenne d'incubation du choléra (cinq jours), sur l'efficacité du service médical, des moyens d'isolement et de désinfection dont dispose le navire. En aucun cas, les passagers ne peuvent être retenus plus de cinq jours. Si la traversée a duré au moins cinq jours sans choléra à bord, le navire doit être admis à la libre pratique.

Les relations par terre comportent la visite des voyageurs à la frontière, la désinfection des objets souillés. Les individus sains venant de pays infectés peuvent continuer leur voyage, à condition de se soumettre pendant cinq jours à une visite quotidienne au lieu d'arrivée. Il faut se garder de rendre ces mesures vexatoires et d'en dépasser la rigueur, comme de mettre à l'étuve les chaussures, les vêtements de dames en étoffe précieuse, etc., surtout de fumiger les gens eux-mêmes. S'ils portent des bacilles, c'est surtout à l'intérieur. La vraie désinfection de l'homme, c'est le bain et la prise de vêtements désinfectés. Les voyageurs malades doivent seuls être mis en observation[471] ».

Arnould est un médecin reconnu, et son avis suivi avec attention. De nombreux autres scientifiques défendent le système des néo-quarantaines. On comprend peu à peu qu'il devient inutile de mettre en quarantaine l'ensemble des passagers et des matelots d'un navire, et d'immobiliser le bâtiment avec toute sa cargaison.

---

[471] Arnould (J.), « La propagation du choléra », in *Revue d'hygiène et de police sanitaire*, 1893, p. 696

Une inspection rigoureuse menée à bord du navire suspect permettrait d'identifier et d'isoler les seules personnes malades, qui nécessitent une attention. La quarantaine, allégée, devient donc une mesure davantage individuelle, et se fait dans des établissements hospitaliers destinés aux malades contagieux. Le principe, qui semble plus réfléchi, est alors de séparer les malades des bien-portants, et non plus les sains et les « suspects ». Une nouvelle ère s'ouvre, ne laissant plus de place à l'à peu près, au suspect.

La gestion de la maladie, qui se voulait collective avec le principe de la quarantaine, remet l'individu au cœur même du système de contrôle sanitaire. Les opérations autrefois effectuées en masse dans les lazarets, telles que les douches collectives, le passage des vêtements à l'étuve, les désinfections, sont peu à peu abandonnées au profit d'actions de prophylaxie individuelle, plus ciblées.

Désormais, la quarantaine se fait sur la base d'actes médicaux tels que des visites médicales, des vaccinations, des examens bactériologique, des prises de pouls. Or, cette médecine individuelle se prête davantage à de petits cabinets intimes qu'à de vastes espaces. Au fur et à mesure que l'on entre dans le XX$^{\text{ème}}$ siècle, le lazaret, le camp sanitaire, la station de quarantaine, n'ont plus leur raison d'être.

Aujourd'hui, avec le recul, on considère souvent les néo-quarantaines comme une large avancée en matière de libertés individuelles ; il faut toutefois garder à l'esprit que les mesures coercitives restent encore au cœur du nouveau dispositif. Les inspecteurs sanitaires conservent ainsi leur autorité, puisqu'ils ont toute latitude pour hospitaliser, et même enfermer des malades, désinfecter un navire, ou détruire un lot de marchandises.

Par ailleurs, à partir du *Public Health Act* de 1872, tous les passagers, même sains, doivent décliner leur identité et informer les autorités sanitaires britanniques de leur destination et leur adresse durant les cinq prochains jours, afin de pouvoir vérifier l'apparition éventuelle de symptômes, une fois débarqués[472]. Le projet de prévenir l'importation en masse de la maladie semble alors avoir été définitivement abandonné, au profit d'un dépistage individuel[473].

Ce n'est guère un hasard si les Britanniques ont été les pionniers des néo-quarantaines. En effet, depuis le début du XIX^ème^ siècle, ils se distinguaient déjà par une position ambivalente vis-à-vis de la conduite à tenir face au choléra, et en particulier les épidémies en provenance de la Mecque. D'une manière générale, les Britanniques étaient sceptiques, et considéraient la mise en place des quarantaines et la fermeture des routes maritimes comme un frein à leurs activités commerciales avec le Moyen Orient, et un risque de perdre leur hégémonie sur la Méditerranée.

C'est donc finalement dans la continuité de leur politique protectionniste que les Britanniques mettent au point un système de quarantaine plus individualisé. Concrètement, la conférence sanitaire internationale de Dresde, tenue du 11 mars au 15 avril 1893, débouche sur un ensemble de mesures applicables dans les ports européens. Parmi ces mesures, citons celles figurant sous le titre VIII :

« *Titre VIII. Mesures à prendre dans les ports*. - Est considéré comme infecté le navire qui a du choléra à bord ou qui a présenté des cas nouveaux de choléra depuis sept jours.

Est considère comme suspect le navire à bord duquel il y a eu des cas de choléra au moment du départ ou pendant la traversée, mais aucun cas nouveau depuis sept jours. Est considéré comme indemne, bien que venant d'un port contaminé, le navire qui n'a eu ni cas, ni décès de choléra a bord, soit avant le départ, soit pendant la traversée, soit au moment de l'arrivée.

Les navires infectés sont soumis au régime suivant :

1° Les malades sont immédiatement débarqués et isolés ;

---

472 Bourdelais Patrice, *Les épidémies terrassées. Une histoire de pays riches*, France, La Martinière, 2003, pp. 118-120 ; pour davantage de détails sur le principe des néo-quarantaines, voir Baldwin Peter, *Contagion and the State in Europe (1830-1930)*, Cambridge, Cambridge University Press, 1999, chapitre III

473 Bourdelais (P.), « L'épidémie créatrice de frontières », in *Les Cahiers du Centre de Recherches Historiques*, 2008, 42, France, p. 6

2° Les autres personnesdoivent être également débarquées, si possible, et soumises à une observation, dont la durée variera selon l'état sanitaire du navire et selon la date du dernier cas, sans pouvoir dépasser cinq jours ;

3° Le linge sale, les effets à usage et les objets de l'équipage et des passagers, qui, de l'avis de l'autorité sanitaire du port, seront considérés comme contaminés, seront désinfectés, ainsi que le navire ou la partie du navire qui a été contaminée.

Les navires suspects sont soumis aux mesures ci-après :

1° Visite médicale ;

2° Désinfection : le linge sale, les effets à usage et les objets de l'équipage et des passagers qui, de l'avis de l'autorité sanitaire locale, seront considérés comme contaminés, seront désinfectés ;

3° Evacuation de l'eau de la cale, après désinfection et substitution d'une bonne eau potable à celle qui est emmagasinée à bord.

Il est recommandé de soumettre à une surveillance, au point de vue de leur état de santé, l'équipage et les passagers, pendant cinq jours à dater de l'arrivée du navire. Il est également recommandé d'empêcher le débarquement de l'équipage, sauf pour raisons de service.

Les navires indemnes seront admis à la libre pratique immédiate, quelle que soit la nature de leur patente.

Le seul régime que peut prescrire, à leur sujet, l'autorité du port d'arrivée consiste dans les mesures applicables aux navires suspects (visite médicale, désinfection, évacuation de l'eau de la cale et substitution d'une bonne eau potable à celle qui est emmagasinée à bord).

Il est recommandé de soumettre à une surveillance, au point de vue de leur état de santé, les passagers et l'équipage, pendant cinq jours à compter de la date où le navire est parti du port contaminé.

Il est recommandé également d'empêcher le débarquement de l'équipage, sauf pour raison de service.

Il est entendu que l'autorité compétente du port d'arrivée pourra toujours réclamer un certificat attestant qu'il n'y a pas eu de choléra sur le navire au port de départ.

L'autorité compétente du port tiendra compte, pour l'application de ces mesures, de la présence d'un médecin et d'un appareil de désinfection (étuve) à bord des navires des trois catégories sus mentionnées.

Des mesures spéciales peuvent être prescrites à l'égard des navires encombrés, notamment des navires d'émigrants ou de tout autre navire offrant de mauvaises conditions d'hygiène.

Les marchandises arrivant par mer ne peuvent être traitées autrement que les marchandises transportées par terre, au point de vue de la désinfection, de la défense d'importation, de transit, etc.

Tout navire qui ne voudra pas se soumettre aux obligations imposées par l'autorité du port sera libre de reprendre la mer.

Il pourra être autorisé à débarquer ses marchandises, après que les précautions nécessaires auront été prises, à savoir :

1° Isolement du navire, de l'équipage et des passagers ;

2° Evacuation de l'eau de la cale après désinfection ;

3° Substitution d'une bonne eau potable à celle qui était emmagasinée à bord.

Il pourra être également autorisé à débarquer les passagers qui en feront la demande, à la condition que ceux-ci se soumettent aux mesures prescrites par l'autorité locale.

Chaque pays doit pourvoir au moins un des ports du littoral de chacune de ses mers, d'une organisation et d'un outillage suffisant pour recevoir un navire, quel que soit son état sanitaire[474] ».

On le voit, le système des néo-quarantaines s'appuie largement sur des techniques de désinfection modernes et efficaces, qui sont sans commune mesure avec les parfumages folkloriques du Moyen âge.

En cette fin de XIX$^{ème}$ siècle, des machines à vapeur de plus en plus complexes, mais de taille volontairement réduite,

---

[474] *Protocoles de procès-verbaux de la Conférence Sanitaire Internationale de Dresde*, 11 Mars-15 avril 1893, B. G. Teubner, 1893

permettent désormais d'obtenir une forte pression à la sortie des chaudières : les étuves à désinfection deviennent courantes dans les nouvelles institutions sanitaires. L'équipement des lazarets de la fin des années 1890 n'a plus que peu de choses à voir avec ceux de Venise ou de Dubrovnik de la fin du XIV$^{ème}$ siècle.

Le docteur Just Navarre Just écrit ainsi, dans son *Manuel d'hygiène coloniale* : « Une station quarantenaire se compose : 1° d'un steamer de débarquement muni d'appareils de désinfection par le lavage au sublimé et par la vapeur, et installé pour recevoir les malades alités ; - 2° d'un second steamer pour la poste et les provisions ; - 3° d'un quai isolé pour les navires en quarantaine d'observation ; - 4° d'un magasin pour recevoir les marchandises à désinfecter, d'un bâtiment de désinfection par les étuves à vapeur et d'autres pour les fourneaux à soufre, les ventilateurs et les tonneaux renfermant les solutions antiseptiques, le tout édifié sur ce quai ; - 5° d'un lazaret ou hôpital pour le traitement des maladies infectieuses ; - 6° d'une installation séparée pour les cas non contagieux ; - 7° d'un autre bâtiment pour les non malades, mais suspects de s'être exposés à la contagion ; - 8° d'un logement pour le personnel, officiers et subalternes ; - 9° d'un poste télégraphique communiquant avec le monde entier ; - 10° d'un laboratoire bactériologique ; - 11° d'un four crématoire pour incinérer les corps des personnes mortes des maladies contagieuses[475] ».

Ces équipements sont, non seulement coûteux à l'achat, mais également à l'usage et à l'entretien. Ces dépenses étaient toutefois compensées par la réduction, voire la disparition des non moins coûteux frais d'immobilisations des navires durant plusieurs jours.

## Le retour des quarantaines

Aujourd'hui, la quarantaine est méconnue par le grand public, car exceptionnelle. Il est vrai que les grandes épidémies de peste et de choléra font désormais partie du passé le plus obscur de l'humanité. Toutefois, le risque épidémique

---

[475] Navarre Just P., *Manuel d'hygiène coloniale. Guide de l'Européen dans les pays chauds*, Paris, Octave Doin, 1895, p. 589

transnational n'a jamais disparu. Avec la réémergence de maladies infectieuses, telles que le sida, la quarantaine était brusquement réapparue comme une réponse envisageable au milieu des années 1980.

L'historien français Georges Vigarello écrit à ce propos : « Plusieurs voix, dans un premier temps, n'ont certes pas hésité à suggérer la mise en quarantaine du malade, assimilant la personne infectée au danger qu'il faut éloigner. Image toute traditionnelle de l'assaut « extérieur », celle de l'envahissement, avec son cortège de répressions et de rejets[476] ». Aux tout débuts de la pandémie de sida, en 1985, 139 détenus séropositifs avaient ainsi été brusquement mis en quarantaine dans un bâtiment isolé de la prison modèle de Limestone, en Alabama.

Quelques années plus tard, dans un rapport alarmant de l'Organisation Mondiale de la Santé (OMS) datant de 2001, on peut ainsi lire : « La mondialisation des maladies infectieuses n'est pas un phénomène nouveau. Toutefois, les mouvements accrus de population, à des fins touristiques ou migratoires, ou à la suite de catastrophes, l'essor du commerce international de produits alimentaires et biologiques, les changements sociaux et environnementaux liés à l'urbanisation, à la déforestation et aux perturbations du climat, l'évolution des méthodes de préparation et de distribution des aliments ainsi que les nouvelles habitudes des consommateurs ont rappelé que les poussées de maladies infectieuses observées dans un pays font planer une menace sur le monde entier[477] ».

Le rapport est prémonitoire, puisque deux ans plus tard, les quarantaines reviennent soudain sur le devant de la scène, avec l'émergence du SRAS (Syndrome Respiratoire Aigu Sévère). Le 21 février 2003 de la même année, les services sanitaires de Hong Kong sont alertés : ils trouvent un médecin chinois malade au 9ème étage de l'hôtel Métropole. Le monde entier retient son souffle, s'attendant à des scénarii catastrophe :

---

[476] Vigarello Georges, *Histoire des pratiques de santé. Le sain et le malsain depuis le Moyen Age*, Paris, Seuil, 1999, p. 291

[477] OMS, *Sécurité sanitaire mondiale: alerte et action en cas d'épidémie*, document A54/9, 2 avril 2001, paragraphe 2

l'enquête révèle que cinq autres personnes, toutes atteintes du SRAS, avaient séjourné dans le même étage.

Une véritable psychose secoue l'Asie, et le 24 mars le ministre de la santé de Singapour décrète une quarantaine de dix jours à l'encontre de 740 personnes suspectées d'avoir été en contact avec des porteurs du virus. Plusieurs siècles plus tard, les mêmes gestes se répètent, le fantôme du *Grand Saint Antoine* hante encore les esprits, même dans la lointaine Asie. Le 2 avril, la ville de Hong Kong, faute de lazaret, ouvre quatre camps d'isolement pouvant héberger jusqu'à 1000 personnes simultanément.

La crise s'étend bien au-delà des frontières extrême-orientales, puisque 15 000 personnes seront placées en quarantaine en Ontario, dont trois sous garde policière[478]. Dans la foulée, cédant à la panique générale, les autorités britanniques mettent en quarantaine 155 élèves rentrés de vacances à Hong Kong, en les confinant dans le Dorset et sur l'île de Wight[479].

Cette première épidémie du XXIème siècle va très fortement marquer les esprits et semer la panique, pour plusieurs raisons. Outre la virulence de cette forme inédite de grippe, on se rend compte que même les pays les plus développés ne sont pas à l'abri du risque infectieux, risque jusqu'alors considéré comme le lot exclusif des pays pauvres[480].

Beaucoup d'auteurs évoquent aujourd'hui une résurgence des pratiques quarantenaires sous des formes plus discrètes, et en même temps plus respectueuses des droits individuels. Nous avons relevé une définition de la quarantaine moderne, faite récemment par une équipe de médecins, et qui nous semble intéressante à plus d'un titre : « Historically quarantine has been defined as the detention and segregation of subjects suspected

---

478 Flahault Antoine et Zylberman Patrick, *Des épidémies et des hommes*, France, La Martinière, 2008, p. 68-69

479 Zylberman (P.), "Le SRAS, une épidémie post-moderne ?", in *La recherche* n° 371, 2004, pp. 46-47

480 Pour plus de détails sur cette approche anthropologique, voir Bernard Hours, *Pour une anthropologie de la santé en sociétés,* in *Systèmes et politiques de santé. De la santé publique à l'anthropologie*, Paris, Karthala, 2001, pp. 5-21

to carry a contagious disease. More recently, the term quarantine has come to indicate a period of isolation imposed on persons, animals or things that might spread a contagious pathology[481].

Nowadays the word quarantine should be used to refer to compulsory physical separation (including restriction of movement) of groups of healthy individuals who have been potentially exposed to a contagious disease. The term 'isolation' must be kept from the term quarantine, since the former denotes the separation and confinement of subjects already known to be infected with a contagious disease to prevent them from transmitting disease to other people; the latter, essentially the same procedures but with *suspected* transmitters of disease[482] ».

Les auteurs tentent ici, en jouant quelque peu sur les mots, de démontrer qu'il y aurait eu un certain adoucissement des procédures quarantenaires, puisqu'on serait passé d'une « detention and segregation » à un simple « separation and confinement ». Nous pensons toutefois que, fondamentalement du moins, la pratique de la quarantaine n'a guère changé au fil des siècles, ni dans son principe ni dans ses procédures.

En effet, le système des quarantaines, modernisé, est encore largement mis en pratique aujourd'hui, quoique d'une manière ponctuelle, au gré de l'apparition de maladies émergentes hautement contagieuses, telles que la fièvre de Marburg, Ebola, ou plus récemment Zika.

C'est notamment à bord des avions long-courriers desservant les aéroports internationaux situés en zone tropicale que les néo-quarantaines sont encore mises en application. Les aéroports sont également le théâtre de ces procédures, avec plus ou moins de rigueur : les inspecteurs sanitaires de certains aéroports d'Afrique centrale dans lesquels nous avons eu l'occasion d'atterrir, en pleine épidémie d'Ebola, se contentaient de me demander si « ça va ? », avec un large

---

481 Oxford English Dictionary, Oxford, Oxford University Press, 1989, p. 983

482 Gensini (G. F.), Yacoub (M. H.), Conti (A. A., « The concept of quarantine in history: from plague to SARS, in *Journal of infection*, n°49, The British infection society, mars 2004, pp. 257-261 ; voir également Barbera J., Macintyre A., Gostin L. et al, *Large-scale quarantine following biological terrorism in the United States*, JAMA 2001, pp. 2711-2716

sourire, sans même daigner regarder le certificat international de vaccination que je leur tendais[483].

D'autres aéroports « du Nord » en revanche, sont beaucoup moins conciliants envers les passagers en provenance de pays à risque, et les autorités sanitaires les soumettent à un véritable interrogatoire policier, doublé d'une prise de température. Comme c'était le cas au Moyen âge, avec le diptyque Levant/Occident, les autorités sanitaires adoptent aujourd'hui des attitudes bien différentes vis-à-vis de la quarantaine, selon que le pays de provenance du voyageur est endémique ou exposé à un risque épidémique. Ces pratiques, qui peuvent parfois déboucher sur des cas individuels de restriction de mobilité, sont parfois dénoncées par les représentants de la société civile, car elles entrent en contradiction avec les principes les plus basiques des droits de l'Homme.

Appliquée selon les règles, la procédure quarantenaire moderne permet ainsi de retracer les déplacements des passagers des vols dans lesquels voyageait une personne suspecte[484]. Généralement, on demande aux passagers de remplir des fiches et d'y indiquer notamment leur adresse ou le numéro de leur siège dans l'avion. Si une maladie contagieuse se déclare, les enquêteurs sanitaires peuvent ainsi vérifier les éventuelles contagions qui se seraient produites pendant le vol.

Aux Etats-Unis, l'*Immigration and nationality act*, promulgué aux lendemains de la 2nde guerre mondiale, interdit l'entrée sur le territoire, et encore moins la résidence, des étrangers atteints d'une maladie contagieuse dangereuse. Une liste régulièrement mise à jour définit la liste des maladies en question, les plus connues étant la tuberculose, la syphilis, la gonorrhée ou plus récemment le sida. D'un certain point de vue,

---

483 L'annexe 6 du Règlement Sanitaire International stipule que tout voyageur se rendant dans une zone endémique doit produire un Certificat International de Vaccination ou Certificat Attestant l'Administration d'une Prophylaxie à jour. Ce document, plus connu chez les voyageurs sous le nom de « carnet jaune », atteste notamment que son propriétaire est vacciné contre la fièvre jaune

484 Poulain (M.), « La société internationale face au SRAS. La santé publique à l'épreuve de la globalisation, in *Annuaire Français de Relations Internationales*, volume V, 2006, Centre Thucydide, Paris, p. 908

c'est une sorte de quarantaine que les Américains ont décrété, en refoulant les étrangers porteurs de « patentes brutes ».

Dans notre monde moderne, la technique ancestrale de la quarantaine ne semble guère avoir perdu de son actualité. Même les cosmonautes de retour des premières missions lunaires avaient ainsi été mis en quarantaine, à titre de précaution, pour une période de 21 jours. Les quarantaines des voyages spatiaux ne prendront fin qu'après la quatrième mission Apollo, lorsque la Lune est finalement déclarée stérile et sans danger de contamination.

## Ebola

Comme ce fut le cas avec le Syndrome Respiratoire Aigu Sévère (SRAS) quelques années plus tôt, l'épidémie d'Ebola de 2013 a réactivé les systèmes de quarantaine dans tous les aéroports du monde. Rappelons que cette fièvre hémorragique, particulièrement virulente, avait fait plus de 11 000 victimes depuis sa subite apparition en 2013, avant d'être officiellement déclarée éradiquée par l'OMS le 14 janvier 2016. Durant l'épidémie, les passagers en provenance des trois pays les plus touchés, la Guinée, le Libéria et la Sierra Leone, ont fait l'objet de mesures particulièrement sévères, faisant parfois fi des droits individuels les plus élémentaires.

Même le personnel médical de retour de ces pays a fait l'objet de mesures sanitaires exceptionnelles : interrogatoires poussés, tests et mise en quarantaine le temps de vérifier le statut sérologique. Le secrétaire général de l'Organisation des Nations Unies (ONU), Ban Ki-Moon, s'était même indigné du fait que le personnel de santé affecté à la lutte contre Ebola, qui avait suffisamment payé de sa personne, ne bénéficie pas d'un allègement exceptionnel des procédures : « Les personnels de santé de retour [d'Afrique de l'Ouest] sont des gens exceptionnels, qui donnent d'eux-mêmes pour venir en aide à l'humanité. Ils ne devraient pas être soumis à des restrictions qui n'ont pas de base scientifique ». Au-delà du discours affectif, la crainte majeure des Organisations Internationales et des Organisations Non Gouvernementales était que plus aucun médecin humanitaire n'accepte désormais de se rendre dans un pays touché par l'épidémie.

La procédure de quarantaine adoptée par l'ensemble des aéroports du monde consistait à mesurer la température des passagers à leur descente de l'avion, à l'aide de thermomètres sans contact, afin de déceler d'éventuelles fièvres. Si un passager présente une fièvre supérieure à 38°, ou bien des symptômes suspectés de virus Ebola, un responsable des services sanitaires décide alors s'il faut placer la personne en quarantaine.

Les passagers provenant de pays suspects mais ne présentant aucun signe de la maladie doivent systématiquement remplir un formulaire indiquant, outre des informations individuelles (nom et prénom, date de naissance, nationalité,...), les pays de transit et de séjour, le numéro du siège dans l'avion, et une adresse de contact. Une première quarantaine d'observation se fait d'abord dans un bureau affecté à cet effet dans l'aéroport. Si le personnel sanitaire a des doutes, le passager suspect est alors transféré dans un hôpital pour une quarantaine plus poussée.

Il arrive toutefois, quoique cela soit exceptionnel, que l'ensemble des passagers et l'équipage de l'avion soient placés en quarantaine, si seulement l'un d'entre eux présente l'un des symptômes de la maladie. La mise en quarantaine est d'autant plus immédiate que la provenance de l'avion ou la nationalité du passager suspect a un lien quelconque avec un pays gravement touché par l'épidémie.

C'est ce qui arriva par exemple le 4 octobre 2014, à l'arrivée à l'aéroport de Newark aux Etats-Unis, du vol United Airlines UA998 en provenance de Bruxelles. Dès l'atterrissage, un passager et sa fille sont évacués de l'avion par des agents du CDC (Center for Disease Control and Prevention[485]). En effet, durant le vol, les deux passagers, qui avaient auparavant effectué le vol Monrovia[486]/Bruxelles avant d'embarquer pour Newark, avaient beaucoup vomi, au point d'attirer l'attention

---

485 Agence fédérale américaine basé à Atlanta, constituée d'un réseau d'instituts de veille sanitaire et d'épidémiologie

486 Capitale du Libéria, pays particulièrement touché par l'épidémie d'Ebola

du personnel de bord et de déclencher le protocole de quarantaine. Le père et sa fille sont conduits à un hôpital pour être attentivement examinés par une équipe médicale. Au bout de deux heures d'analyses poussées, les médecins confirment l'absence d'infection, et les passagers sont libérés - car ils étaient détenus.

Pendant ce temps, les 253 passagers et les 14 membres d'équipage de l'avion ont été placés en quarantaine sur le tarmac même de l'aéroport, avec interdiction absolue de quitter l'appareil. Ce n'est que lorsque les deux passagers suspects sont officiellement déclarés négatifs que la quarantaine est finalement levée, au soulagement général.

Cet incident, qui se répètera encore sur d'autres vols en provenance du Libéria, de la Guinée et de la Sierra Leone, montre clairement que les réactions modernes face à la maladie méconnue - l'épidémiologie d'Ebola est aujourd'hui à peine mieux connue que ne l'était la peste d'avant Yersin - n'ont guère changé. En effet, quoi de plus normal que de voir des passagers vomir dans un avion ? En réalité, l'équipage de l'avion avait littéralement paniqué en vérifiant, sur la liste des passagers, que les deux « suspects » avaient embarqués depuis le Libéria, pays alors sinistré par l'épidémie. Rien ne serait produit si ces derniers provenaient d'un aéroport européen. Patente nette, patente brute ? Plusieurs siècles de progrès médical ont du mal à effacer la peur la plus basique des pestes.

Par ailleurs, comme par le passé, les quarantaines dérèglent tous les systèmes économiques locaux et engendrent paupérisation et famine. C'est ainsi que l'agriculture au Liberia, en Sierra Leone et en Guinée a été gravement affectée par Ebola : de nombreux agriculteurs ayant été mis en quarantaine, les champs ne sont plus cultivés, les récoltes pourrissant sur pieds. Même le petit commerce informel, qui représente une base économique fondamentale en Afrique de l'Ouest, est affecté, car les denrées alimentaires sont bloquées par les barrages sanitaires.

# CONCLUSION

Alors que les médecins les plus réputés achevaient les pestiférés à coups de saignées et de lavements, les paysans illettrés commençaient à construire des stratégies prophylactiques raisonnées et plus ou moins efficaces à l'encontre du virus. Se fiant à l'observation, on constatait que le simple fait d'isoler les malades, mais également ceux suspectés de l'être, paraissaient être des mesures suffisantes pour protéger la communauté, même en temps d'épidémie.

Quoiqu'on ait pu penser de la quarantaine, il faut lui reconnaître une certaine efficacité, même aux heures les plus sombres du Moyen âge. Comme l'écrit Françoise Hildesheimer, « Quoiqu'il en soit, à l'inefficacité verbeuse et théorique de la médecine, le sanitaire substitue une réelle efficacité fondée sur la pratique, et débouche sur une prise en compte de l'hygiène publique : qu'aéristes et contagionnistes s'opposent en de savantes controverses, peu importe quand il s'agit d'isoler et de contrôler, de faire la part du feu, de sacrifier quelques-uns pour préserver le plus grand nombre[487] ».

La quarantaine ferait-elle partie du « rêve politique de la peste » de Michel Foucault ? Dans les années 1970, le philosophe français se plaisait à décrire la ville pestiférée comme un « …espace clos, découpé, surveillé en tous ses points, où les individus sont insérés en une place fixe, où les moindres mouvements sont contrôlés, où tous les évènements sont enregistrés, où un travail ininterrompu d'écriture relie le centre et la périphérie, où le pouvoir s'exerce sans partage, selon une figure hiérarchique continue, où chaque individu est constamment repéré, examiné et distribué entre les vivants, les

[487] Hildesheimer Françoise, *La terreur et la pitié. L'ancien régime à l'épreuve de la peste*, Paris, Publisud, 1990, p. 55

malades et les morts - tout cela constitue un modèle compact du dispositif disciplinaire[488] ».

Or, on croirait que le philosophe décrit ici l'un de ces lazarets que nous avons examinés tout au long de l'ouvrage, ou du moins l'organisation utopique d'un espace de quarantaine, dans lequel les morts et les « presque morts » sont isolés des vivants, ces derniers n'hésitant plus à enfermer leurs propres frères, dès lors qu'ils représentent une menace.

[488] Foucault Michel, *Surveiller et punir*, Paris, Gallimard, 2006, pp. 228-233 ; voir également le « Cours du 15 janvier 1975 », Les Anormaux. Cours au Collège de France, 1974-1975, Paris, Gallimard, 1999, pp. 40-44

# BIBLIOGRAPHIE

La présente bibliographie ne prétend point être exhaustive.
Elle ne contient que les ouvrages, articles ou archives directement utilisés lors de la rédaction de ce volume, rangés dans l'ordre alphabétique du nom de leur auteur.


- Mounir (A.), « Les débuts de la règlementation sanitaire du pèlerinage tunisien à la Mecque (1831-1866) », in *Revue d'histoire maghrébine*, 22ème année, 1995, n° 79-80, Fondation Temimi, Tunis ;
- Adelon et al., *Dictionnaire des sciences médicales, par une société de médecins et de chirurgiens*, Tome quarante-unième, Paris, Panckoucke, 1820 ;
- Archives Départementales des Bouches-du-Rhône, Intendance de Provence, Série C ;
- Archives Départementales des Bouches-du-Rhône, Intendance sanitaire de Marseille, dossiers n° 200E 41 et 1012 ;
- Archives Départementales de la Réunion, Dossiers n° 5M54, 5M55, 5M61, 16K44, 16K45, X93 ;
- Archives Diplomatiques du Ministère des Affaires Etrangères, Paris, série Tunisie 1930-1940, bobine 678 ;
- Archives Nationales de Paris, Série Affaires Etrangères, Sous-série BI, Volumes 1130, 1137, 1151 ;
- Archives Nationales du Sénégal/Sénégal/H49 et H76 ;
- Archives Nationales de Tunisie, Série Historique, Dossiers n° 66, 68, 250, 803, 809;
- Arnaud (L.), « Le pèlerinage de la Mecque), in *Revue d'hygiène et de police sanitaire*, 1893 ;
- Arnoulet (F.), « La médecine européenne à Tunis et dans la régence de 1800 à 1881 », in *Revue d'histoire maghrébine* n° 93-94, 1999, Fondation Temimi, Tunis ;
- Arnould J., « La propagation du choléra », in *Revue d'hygiène et de police sanitaire*, 1893 ;

- Bajot M., Poirré M., *Annales maritimes et coloniales. Partie non officielle*, XIX$^{ème}$ année, II$^{ème}$ série, Paris, Imprimerie royale, 1834 ;
- Baldwin Peter, *Contagion and the State in Europe (1830-1930)*, Cambridge, Cambridge University Press, 1999 ;
- Barry (S.) et Gualde (N.), « La peste noire dans l'Occident chrétien et musulman, 1347-1353 », in *Bulletin Canadien d'Histoire Médicale*, 2008, volume 25, 2, Canada ;
- Barthas (T.), « Le retour de La Mecque. El Tor *»,* in *La revue de Paris*, n°5, mars 1914, pp. 85-118 ;
- Béranger Nicolas et Sebag Paul, *La Régence de Tunis à la fin du XVII$^{ème}$ siècle*, Paris, L'Harmattan, 1993 ;
- Bériac Françoise, *Histoire des lépreux au moyen âge. Une société d'exclus*, Paris, Imago, 1988 ;
- Biraben (J-N.), « Mentalités, attitudes et comportements devant les grandes épidémies en France sous l'ancien régime », in *Littérature médecine société, Epidémies-Fléaux* n°7, 1987, Université de Nantes, Nantes ;
- Blažina Tomić, *Zlata, Kacamorti i kuga. Utemeljenje i razvoj zdravstvene službe u Dubrovniku*, Zagreb-Dubrovnik, 2007 ;
- Boubaker Sadok, *La Régence de Tunis au XVII$^{ème}$ siècle : ses relations commerciales avec les ports de l'Europe méditerranéenne, Marseille et Livourne*, Tunis, Fondation Temimi, 1987 ;
- Bouhdiba Sofiane, *Gorée, porte sans retour. La mortalité des captifs à bord des navires négriers*, Paris, L'Harmattan, 2014 ;
- Bouhdiba Sofiane, *Médecin du bled. Sur les pas du médecin de colonie dans le Protectorat tunisien (1881-1956)*, Paris, L'Harmattan, 2013 ;
- Bouhdiba (S.), *"Transnational practices and sanitary risks in the Red Sea region: the case of the pilgrimage to Mecca"*, in *Society for Arabian Studies Monographs* no. 8, 2009, Series editors D. Kennet & St J. Simpson, BAR International Series, Archaeopress, Oxford ;

- Bourdelais (P.), « L'épidémie créatrice de frontières », in *Les Cahiers du Centre de Recherches Historiques*, 2008, 42, France ;
- Bourdelais Patrice, *Les épidémies terrassées. Une histoire de pays riches*, France, La Martinière, 2003 ;
- Bourdelais Patrice, *Les hygiénistes, enjeux, modèles et pratiques*, Paris, Belin, 2001 ;
- Brossolet Jacqueline et Mollaret Henri, *Pourquoi la peste ? Le rat, la puce et le bubon*, Paris, Gallimard 1994 ;
- Buonocore (F.), « Due tragici avvenimenti nelle reggenza di Tunisi all'inizio del XIX secolo », in *Africa*, XXXIII, n°2, 1968 ;
- Carrière Charles, Courdurié Marcel, Rebuffat Ferréol, *Marseille ville morte. La peste de 1720*, France, Autres temps, 2008 ;
- Casanova Giacomo, *Mémoires*, chapitre VIII, Paris, Garnier frères, 1910 ;
- Centre des Archives Diplomatiques de Nantes, Rapport de la commission des lazarets au Conseil Sanitaire, Maritime et Quarantenaire, 4 mars 1884, Fonds Union Internationale, carton 503 ;
- Centre des Archives du Monde du Travail, Roubaix, Fonds de l'association du souvenir de Ferdinand de Lesseps et du canal de Suez ;
- Chaillou Virginie, *De l'Inde à la Réunion. Histoire d'une transition. L'épreuve du lazaret, 1860-1882*, France, Océan Editions, 2002 ;
- Chartré Christine, *Le traitement des maladies contagieuses à la station de la Grosse-Ile : 1832-1927*, 2001, Parcs Canada, Québec ;
- Chiffoleau (S.), « Entre initiation au jeu international, pouvoir colonial et mémoire nationale : le Conseil Sanitaire d'Alexandrie, 1865-1938 », in *Egypte/Monde arabe* 3ème série, n°4, 2007, Figures de la santé en Egypte, pp. 55-74
- Chiffoleau (S.), « Le pèlerinage à la Mecque à l'époque coloniale : matrice d'une opinion publique musulmane ? », in *Les pèlerinages au Maghreb et au*

*Moyen-Orient : espaces publics, espaces du public*, 2005, Beyrouth, Institut Français du Proche-Orient ;

- Chiffoleau (S.), « Les quarantaines au Moyen-Orient : vecteurs ambigus de la modernité médicale (XIXe-XXe siècles », in *Modernity and Modernization of Medicine in the Ottoman Empire and the Near East from the 19th Century onwards*, 2004, Istanbul, Isis Press ;
- Cipolla Carlo Maria, Contre un ennemi invisible. Epidémies et structures sanitaires en Italie de la Renaissance au XVIIème siècle, Paris, Balland, 1992 ;
- Clemow (F. G.), *« The origin of quarantine »*, in *the British Medical Journal*, 1926, volume 1, Londres ;
- Clot Antoine-Barthélemy, *De la peste observée en Égypte : recherches et considérations sur cette maladie*, Paris, Fortin Masson et Cie, 1840 ;
- Collomb, Huot, Lecomte, « Note sur l'épidémie de peste au Sénégal en 1914 », in *Annales d'Hygiène et de Médecine Coloniales*, 1921, 19 ;
- CUDEP (Conférence Universitaire de Démographie et d'Étude des Populations), *Actes du XIVème Colloque National de Démographie, Démographie et santé, Bordeaux, 2007*, CUDEP, juin 2010 ;
- Delumeau Jean, Lequin Yves, *Les malheurs des temps. Histoire des fléaux et des calamités en France*, France, Larousse, 1987 ;
- Dobson Mary, *Disease. The extraordinary stories behind history's deadliest killers*, Londres, Quercus, 2007 ;
- Dong Lu, Xi Ma et Thann François, *Les maux épidémiques dans l'empire chinois*, Paris, L'Harmattan, 1995 ;
- Dulou (B.), « Petite histoire du pavillon de quarantaine », in *Bulletin de l'Association Bateaux en Bouteille n° 106*, 2006, France ;
- Eve Prosper et Fuma Sudel, *Les lazarets à la Réunion, entre histoires et histoire*, France, Océan éditions, 2008 ;
- Faivre Paul, *Prophylaxie internationale et nationale*, Paris, J.-B. Baillière et fils, 1908 ;

- Fauvel Antoine Sulpice, *Le choléra. Etiologie et prophylaxie. Exposé des travaux de la conférence sanitaire internationale de Constantinople*, Paris, J.-B. Baillière et fils, 1868 ;

- Flahault Antoine et Zylberman Patrick, *Des épidémies et des hommes*, France, La Martinière, 2008 ;

- Foucault Michel, *Surveiller et punir*, Paris, Gallimard, 2006 ;

- Frank (L.), « Notes historiques : données médicales sur Tunis de l'an 1806 », in *Revue maghrébine d'endocrinologie-diabète et de reproduction, volume 3, n°4*, 1997, Tunis ;

- Frémaux (C.), « Santé et hygiénisme dans les villes du canal de Suez, fin XIX^ème^-1^ére^ moitié du XX^ème^ siècle », in *Egypte/Monde arabe, Dossier : Figures de la santé en Egypte*, 3^ème^ série, n°4, 2007 ;

- Gaumer Benoît, *L'organisation sanitaire en Tunisie sous le Protectorat français (1881-1956)*, Québec, Presses de l'Université Laval, 2006 ;

- Gensini (G. F.), Yacoub (M. H.), Conti (A. A.), « The concept of quarantine in history: from plague to SARS », in *Journal of infection*, n°49, 2004, The British infection society, pp. 257-261 ;

- Girod et Clariond, *Journal de jurisprudence commerciale et maritime*, Volume XIII, Marseille, Marius Olive, 1833 ;

- Goethe (H.) et Schadewalt (H.), « Von 600 jahren : quaranta dies. Zur geschichte der quarantaine Flagge », in *CRSSA/DOC* N° 109, 1977, Centre de Recherche du Service de Santé des Armées, France ;

- Gomma François, *L'assistance médicale en Tunisie : essai sur l'histoire de la médecine et de l'hygiène publique dans la régence, Thèse pour le Doctorat en médecine*, Bordeaux, Cador, 1904 ;

- Grmek Mirko Dražen, *Le concept d'infection dans l'Antiquité et au Moyen Age, les anciennes mesures sociales contre les maladies contagieuses et la fondation de la première quarantaine à Dubrovnik (1377)*, Zagreb, Rad Jazu 384, 1980, pp. 9-55 ;

- Grmek Mirko Dražen, *Les débuts de la quarantaine maritime,* in *L'homme, la santé et la mer*, Paris, Honoré Champion, 1997, pp. 39-59
- Grmek (M. D.), « Préliminaire d'une étude historique des maladies », in *Annales. Économies, Sociétés, Civilisations*, 24ème année, n° 6, 1969, pp. 1473-1483 ;
- Gualde Norbert, *Comprendre les épidémies : la coévolution des microbes et des hommes*, Paris, Les Empêcheurs de Penser en rond, 2006 ;
- Guyton-Morveau Louis-Bernard, *Traité des moyens de désinfecter l'air, de prévenir la contagion et d'en arrêter les progrès*, Paris, Bernard, 1802 ;
- Haykel Mohamed Hasanay, *Akhbar al Yawm,* numéros du 27 septembre 1947 et 4 octobre 1947, Le Caire ;
- Hecker Justus Friedrich Carl, *Die grossen Volkskrankheiten des Mittelalters*, Berlin, 1865 ;
- Hietzinger Carl Bernhard Ritter von, *Statistik der Militärgrenze* des *Österreichischen Kaizerthums*, Vienne, 1823 ;
- Hildesheimer Françoise, *La terreur et la pitié. L'ancien régime à l'épreuve de la peste*, Paris, Publisud, 1990 ;
- Husson (L.), « Sécurité et problèmes sanitaires à la Mecque : le cas des pèlerins indonésiens », in *Archipel 56*, 1998, Paris ;
- Jagailloux Serge, *La médicalisation de l'Egypte au XIXème siècle (1798-1918)*, Paris, Recherche sur les civilisations, 1986 ;
- Kaufmann (P.), « Die Quarantane Station El Tor », in *Revue d'hygiène et de police sanitaire*, 1892 ;
- Kerr John Austin, *Diary, 12 December 1944,* New York, Rockfeller Foundation Archives, Tarrytown ;
- Lecourt Dominique, *Dictionnaire de la pensée médicale*, Paris, Presses Universitaires de France, 2004 ;
- Longuenesse Elisabeth, *Santé, médecine et société dans le monde arabe*, Paris, L'Harmattan, 1995 ;
- Low Michael Christopher, *Empire of the hajj: pilgrims, plagues, and pan-Islam under British*

*surveillance, 1856-1926*, MA Thesis, Georgia State University, College of Arts and Sciences, 2007;

- Marchebeus Jean-Baptiste, *Voyage de Paris à Constantinople par bateau à vapeur,* Paris, Amiot, 1839 ;
- Masserano, *Rapport sur la peste qui a régné dans la Basse-Egypte en 1841, adressé au conseil général de santé au Caire, suivi d'observations générales sur la peste*, Le Caire, 1841 ;
- Montagu Doughty Charles, *Travels in Arabia deserta*, 1888, Paris, Payot, 1994 ;
- Musée d'Histoire de Marseille, *Vivre en quarantaine dans les ports de Marseille aux XVII^ème^ et XVIII^ème^ siècles*, Marseille, Musée d'Histoire de Marseille, 1987 ;
- Navarre Just P., *Manuel d'hygiène coloniale. Guide de l'Européen dans les pays chauds*, Paris, Octave Doin, 1895 ;
- Ngalamulume (K.), « Plague and Violence in Saint-Louis-du-Sénégal, 1917-1920 », in *Cahiers d'études africaines*, 2006/3 n° 183, pp. 539-565 ;
- Panzac Daniel, *La peste dans l'empire ottoman, 1700-1850*, Louvain, Peeters, 1985 ;
- Panzac (D.), « Politiques anciennes et maladies nouvelles : la difficile adaptation de la politique sanitaire au XIX^ème^ siècle », in *Bulletins et mémoires de la Société d'anthropologie de Paris, nouvelle série*, tome X, 1998, 1-2 ;
- Panzac Daniel, *Quarantaines et lazarets. L'Europe et la peste d'Orient*, Aix-en-Provence, Edisud, 1986 ;
- Pezzoni Antoine et Marchand Macus, *De la contagionabilité de la peste fondée principalement sur les résultats obtenus par les quarantaines en Turquie*, Imprimerie du Journal de Constantinople, 1847 ;
- Poiron Abbé, *Mémoires concernant l'état présent du Royaume de Tunis*, Paris, 1925 ;
- Pollitzer Robert, *Le choléra*, Genève, OMS, 1960 ;

- Poulain (M.), « La société internationale face au SRAS. La santé publique à l'épreuve de la globalisation », in *Annuaire Français de Relations Internationales*, volume V, 2006, Centre Thucydide, Paris ;
- Proust Achille, *Essai sur l'hygiène, avec une carte indiquant la marche des épidémies de choléra par les routes de terre et la voie maritime*, Paris, 1873 ;
- Proust Adrien, *La défense de l'Europe contre le choléra*, Paris, Masson, 1892 ;
- Quétel Claude, *Le mal de Naples. Histoire de la syphilis*, Paris, Seghers, 1986 ;
- Raoult Didier, *Les nouvelles maladies infectieuses*, Paris, PUF, 1999 ;
- Rousseau Jean-Jacques, *Les confessions*, livre VII, Genève, 1782 ;
- Russell Alexander, *The natural history of Aleppo*, Londres, Robinson, 1794 ;
- Ruffié Jacques et Sournia Jean-Charles, *Les épidémies dans l'histoire de l'homme. De la peste au SIDA*, Paris, Flammarion, 1984 ;
- Service hydrographique et océanographique de la marine, *Code international de signaux 1965*, Edition française révisée, Paris, 1996 ;
- Speziale Salvatore, *Les Anglais et la peste dans la régence de Tunis (XVIII$^{ème}$-XIX$^{ème}$ siècles)*, in *Revue d'histoire maghrébine*, n°89-90, Fondation Temimi, Tunis, mai 1998 ;
- Speziale Salvatore, *Oltre la peste. Sanità, popolazione et società in Tunisia e nel Maghreb ( XVIII-XX secolo)*, Cosenza, Luigi Pellegrini Editore, 1997 ;
- Tardieu Jean-Pierre, *La traite des Noirs entre l'océan indien et Montevideo (Uruguay). Fin du XVIII$^{ème}$ siècle et début du XIX$^{ème}$*, Paris, L'Harmattan, 2010 ;
- Valensi (L.), « Calamités démographiques en Tunisie et en Méditerranée orientale aux XVIII$^{ème}$ et XIX$^{ème}$ siècles », in *Annales. Economies, sociétés civilisations*, 24$^{ème}$ année, n°6, 1969, pp. 1549-1550 ;

- Vigarello Georges, *Histoire des pratiques de santé. Le sain et le malsain depuis le Moyen Age*, Paris, Seuil, 1999 ;
- Walsh Robert, *Voyage en Turquie et à Constantinople*, Paris, Moutardier, 1828.

# ANNEXES

## Annexe 1 : Chronologie des quarantaines

**549 avant J.-C.** : en pleine épidémie de peste, l'empereur byzantin Justinien proclame que toute personne arrivant d'un lieu infecté doit être isolée

**583** : à Lyon, on interdit aux lépreux de s'approcher des personnes saines

**600** : en Chine, il est d'usage d'isoler les marins et les voyageurs en provenance de pays atteints de la peste

**1179** : le troisième concile du Latran, tenu à Rome en mars, officialise la pratique de la « mort sociale » des lépreux : isolés, ils sont séparés de la communauté

**1348** : la République de Venise réglemente la quarantaine, permettant aux autorités d'isoler bateaux et passagers pour des périodes allant jusqu'à quarante jours

**1374** : le Duc de Milan promulgue un édit ordonnant la reconduite de tous les pestiférés hors des murs de la cité

**1377** : Raguse construit un site destiné à accueillir en quarantaine les voyageurs provenant de régions touchées par la peste

**1403** : la République de Venise construit un lazaret sur l'île Santa Maria de Nazareth

**1521** : le Royaume de France installe un lazaret à Marseille

**1629** : la République de Venise édicte une loi permettant aux officiers de santé de visiter les maisons et d'isoler les pestiférés loin de leur domicile, durant les épidémies de peste

**1647** : les autorités de Nouvelle-Angleterre décident que tout navire à destination de Boston devra stationner à l'entrée du port pour subir un contrôle avant d'y entrer

**1663** : durant une épidémie de variole à New York, les autorités interdisent l'entrée dans la ville à toute personne venant d'une région suspecte, sauf avis favorable d'un officier sanitaire

**1663** : en pleine épidémie de peste sur le continent européen, un décret royal impose une quarantaine à l'embouchure de la Tamise, pour tout navire à destination de Londres

**1664** : en réponse à l'épidémie de peste, la Russie impose une quarantaine à tout voyageur désirant entrer dans le pays, et Moscou est fermée aux étrangers

**1700** : des lois instituant la quarantaine sont édictées dans toutes les villes portuaires de la côte Est des Etats-Unis

**1738** : suite à une épidémie de variole et de fièvre jaune à New York, un lazaret est installé sur Bedloe's Island (actuelle Liberty Island)

**1799** : traumatisées par l'épidémie de fièvre jaune de 1793, les autorités sanitaires de Philadelphie installent un lazaret au bord du fleuve Delaware

**1850** : la première conférence sanitaire internationale, organisée à Paris, pose les bases d'une coopération internationale en matière de quarantaines

**1879** : le *Congrès* américain crée le *National Board of Health*, dont la mission inclut la gestion des quarantaines

**1892** : en pleine pandémie asiatique de choléra, les Etats-Unis imposent une quarantaine à tout candidat à l'immigration

**1893** : le *Congrès* américain vote le National Quarantine Act

**1917-1919** : les autorités américaines emprisonnent 30 000 prostituées afin de contrer l'épidémie de maladies vénériennes

**1986** : à Cuba, une quarantaine est imposée aux citoyens porteurs du VIH

**1990** : suite à une épidémie de tuberculose multi-résistante à New York, les autorités sanitaires mettent en quarantaine 200 malades dans des « services hospitaliers sécurisés »

**2003** : le SRAS (Syndrome Respiratoire Aigu Sévère) est ajouté à la liste des maladies nécessitant une quarantaine pour l'entrée aux Etats-Unis, au même titre que le choléra, la peste, la diphtérie, la tuberculose, la variole, la fièvre jaune et les fièvres hémorragiques virales

**4 septembre 2015** : en pleine épidémie d'Ebola, le millier d'habitants de la ville de Sella Kafta, au nord du Sierra Leone, a été soumis à une quarantaine de vingt et un jours, soit la durée maximale d'incubation de la maladie

(Source : Gualde Norbert, *Comprendre les épidémies : la coévolution des microbes et des hommes*, Les Empêcheurs de Penser en rond, Paris, 2006)

## Annexe 2 : Durée des quarantaines à Marseille établies par le règlement de 1731

| Lieux de provenance | | PATENTE | | |
|---|---|---|---|---|
| | | nette | suspecte-touchée | brute |
| | Sereines………………………………… | - | 3, 2, 1 | 6, 4, 2 |
| Constantinople | Bâtiments avec marchandises……… | 28 j. | 30 j. | 30 j. |
| | Marchandises……………………….. | 38 | 40 | 40 |
| | Passagers…………………………… | 18 | 20 | 20 |
| | Bâtiments avec denrées sans pacotille | 18 | 20 | 30 |
| | Passagers…………………………… | 12 | 16 | 32 |
| | Bâtiments de denrées avec pacotilles… | 23 | 28 | 30 |
| | Les pacotilles………………………… | 33 | 40 | 40 |
| | Passagers avec pacotilles…………… | 16 | 18 | 28 |
| Barbarie, jusque y compris Alger | Bâtiments avec marchandises……… | 28 | 30 | 30 |
| | Marchandises………………………… | 38 | 40 | 40 |
| | Passagers………………………… | 18 | 20 | 24 |
| | Bâtiments avec denrées sans pacotille | 18 | 20 | 30 |
| | Passagers…………………………… | 12 | 16 | 22 |
| | Bâtiments de denrées avec pacotilles… | 23 | 28 | 30 |
| | Les pacotilles………………………… | 33 | 40 | 40 |
| | Passagers avec pacotilles…………… | 16 | 18 | 24 |
| Echelles du Levant et royaume de Maroc depuis Alger | Bâtiments avec marchandises……… | 20 | 25 | 30 |
| | Marchandises………………………… | 30 | 35 | *40* |
| | Passagers…………………………… | 14 | 18 | 24 |
| | Bâtiments avec denrées sans pacotille | 18 | 20 | 30 |
| | Passagers…………………………… | 12 | 16 | 20 |
| | Bâtiments de denrées avec pacotilles… | 20 | 25 | 30 |
| | Les pacotilles………………………… | 30 | 35 | 40 |
| | Passagers avec pacotilles…………… | 14 | 18 | 24 |
| | Nota : on appelle *bâtiments de denrées* ceux qui portent des objets non susceptibles ; les *pacotilles* sont de petites parties de marchandises, ordinairement manufacturées, qui appartiennent à l'équipage ou aux passagers | | | |

(Source : Bajot M., Poirré M., *Annales maritimes et coloniales. Partie non officielle*, XIXème année, IIème série, Imprimerie royale, Paris, 1834, p. 488)

**L'HARMATTAN ITALIA**
Via Degli Artisti 15; 10124 Torino

**L'HARMATTAN HONGRIE**
Könyvesbolt ; Kossuth L. u. 14-16
1053 Budapest

**L'HARMATTAN KINSHASA**
185, avenue Nyangwe
Commune de Lingwala
Kinshasa, R.D. Congo
(00243) 998697603 ou (00243) 999229662

**L'HARMATTAN CONGO**
67, av. E. P. Lumumba
Bât. – Congo Pharmacie (Bib. Nat.)
BP2874 Brazzaville
harmattan.congo@yahoo.fr

**L'HARMATTAN GUINÉE**
Almamya Rue KA 028, en face
du restaurant Le Cèdre
OKB agency BP 3470 Conakry
(00224) 657 20 85 08 / 664 28 91 96
harmattanguinee@yahoo.fr

**L'HARMATTAN MALI**
Rue 73, Porte 536, Niamakoro,
Cité Unicef, Bamako
Tél. 00 (223) 20205724 / +(223) 76378082
poudiougopaul@yahoo.fr
pp.harmattan@gmail.com

**L'HARMATTAN CAMEROUN**
BP 11486
Face à la SNI, immeuble Don Bosco
Yaoundé
(00237) 99 76 61 66
harmattancam@yahoo.fr

**L'HARMATTAN CÔTE D'IVOIRE**
Résidence Karl / cité des arts
Abidjan-Cocody 03 BP 1588 Abidjan 03
(00225) 05 77 87 31
etien_nda@yahoo.fr

**L'HARMATTAN BURKINA**
Penou Achille Some
Ouagadougou
(+226) 70 26 88 27

**L'HARMATTAN SÉNÉGAL**
10 VDN en face Mermoz, après le pont de Fann
BP 45034 Dakar Fann
33 825 98 58 / 33 860 9858
senharmattan@gmail.com / senlibraire@gmail.com
www.harmattansenegal.com

**L'HARMATTAN BÉNIN**
ISOR-BENIN
01 BP 359 COTONOU-RP
Quartier Gbèdjromèdé,
Rue Agbélenco, Lot 1247 I
Tél : 00 229 21 32 53 79
christian_dablaka123@yahoo.fr

Achevé d'imprimer par Corlet Numérique - 14110 Condé-sur-Noireau
N° d'Imprimeur : 129776 - Dépôt légal : juin 2016 - *Imprimé en France*

www.ingramcontent.com/pod-product-compliance
Lightning Source LLC
LaVergne TN
LVHW011019061026
849535LV00006B/1967
* 9 7 8 2 3 4 3 0 9 3 5 7 4 *